DÉPARTEMENT DE LA SEINE-INFÉRIEURE

CODE

DES

USAGES LOCAUX

PUBLIÉ PAR LA

SOCIÉTÉ CENTRALE D'AGRICULTURE DE LA SEINE-INFÉRIEURE

ROUEN

CHARLES MÉTÉRIE, LIBRAIRE-ÉDITEUR

Rue Jeanne-Darc, 11.

—

1878

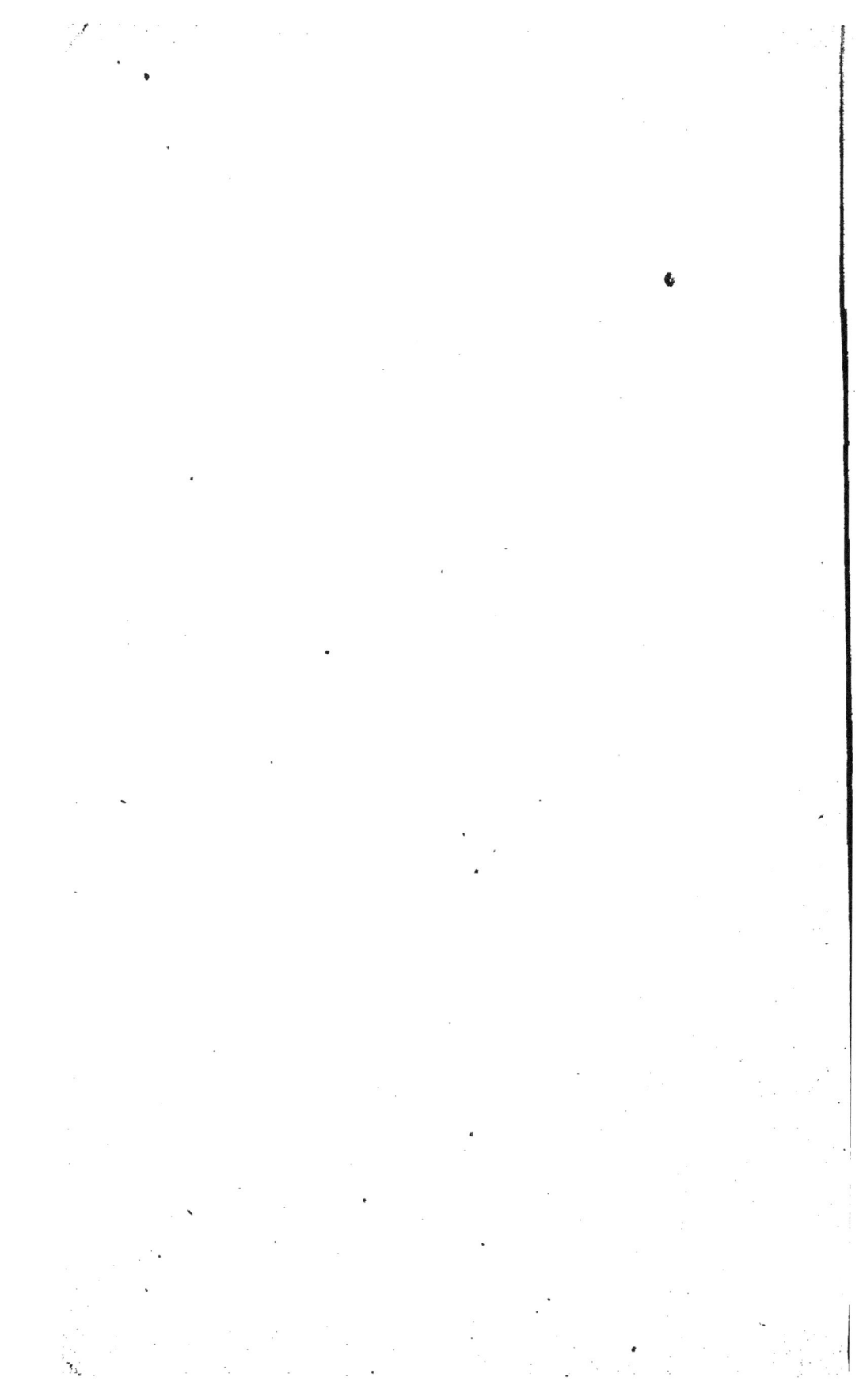

CODE

DES

USAGES LOCAUX

DÉPARTEMENT DE LA SEINE-INFÉRIEURE

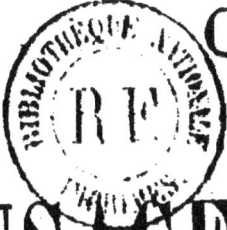
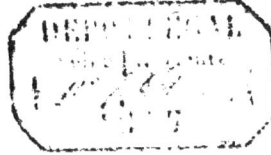

CODE

DES

USAGES LOCAUX

PUBLIÉ PAR LA

SOCIÉTÉ CENTRALE D'AGRICULTURE DE LA SEINE-INFÉRIEURE

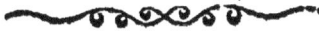

ROUEN

CHARLES MÉTÉRIE, LIBRAIRE-ÉDITEUR

Rue Jeanne-Darc, 11.

1878

INTRODUCTION

———

L'idée de recueillir les usages locaux est déjà ancienne. Le département de l'Eure paraît avoir été un des premiers à former cette collection; il possède un travail de cette nature, émanant de la Société libre d'agriculture, des sciences, arts et belles-lettres de l'Eure, dont les éléments remontent à 1839 et qui réunit les usages locaux de ce département. Voici, en ce qui nous concerne, l'historique de cette intéressante question.

Dès 1844, une circulaire du Ministre de l'intérieur invitait les Préfets à consulter les Conseils généraux sur l'opportunité de faire recueillir, dans l'intérêt des services administratifs et des tribunaux, les usages locaux auxquels se réfèrent diverses dispositions législatives. Ces premières ouvertures n'eurent pas de suite. En 1850, M. Dumas, ministre de l'agriculture et du commerce, et, en 1855, son successeur, demandaient par circulaires si les documents réclamés avaient été recueillis et, au cas contraire, prescrivaient la formation dans chaque canton de commissions dont le travail devait être ensuite contrôlé et résumé par une commission supérieure siégeant à Rouen (1). Pendant les années 1856 et 1857 l'administration presse à plusieurs reprises le fonctionnement des comités, mais ce fut en vain; la commission supérieure est obligée de reconnaître que les documents recueillis sont trop incomplets et insuffisants pour faire un travail utile; elle émet l'avis que les commissions cantonales, invitées de nouveau à se réunir, soient dirigées par un programme présentant tout à la fois la distribution de la matière dans un ordre méthodique et les questions si nombreuses et si diverses auxquelles les usages locaux peuvent donner lieu.

En 1860 et 1861, nouvelles instances de l'administration départementale; la commission supérieure aux prises avec un travail bien plus compliqué qu'on ne l'avait supposé, ne put achever son œuvre. M. Quesney fut chargé de coordonner les documents reçus pour les arrondissements du Havre et d'Yvetot; M. Taillet, chargé des trois autres arrondissements, fit plus tard le résumé complet du département.

C'est ce travail de l'honorable avocat, resté à l'état de lettre morte, qui a été le point de départ de celui actuel, dont l'élaboration, comme on vient de le voir, avec des vicissitudes diverses, a duré plus de vingt ans. M. Vaucquier du Traversain, président de la Société centrale d'agriculture en 1873, eut l'heureuse idée d'utiliser les importants documents résumés par M. Taillet. Il obtint, à cet effet, de M. Massot-Regnier, alors premier président, l'autorisation de se servir des travaux réunis naguère par la commission départementale. Un événement douloureux éloigna M. Vauc-

---

(1) Cette Commission fut composée de M. le président Franc-Carré, président; de M. Daviel, sénateur, président honoraire; du Procureur général, des Présidents de chambre de la Cour impériale et de MM. Taillet père, Chassan, Quesney et Deschamps, avocats. (M. Chéron, conseiller, n'avait pas accepté; M. Taillet père fut remplacé par son fils en 1858.)

quler des travaux de la Société et ce ne fut qu'en 1875, sous la présidence de M. Lesoüef, que ce projet fut repris définitivement et poursulvi jusqu'à sa réalisation. Une commismission, prise dans le sein de la Société (1), fut chargée d'étudier les documents déjà réunis, de les compléter et de rechercher les moyens de les utiliser.

A la suite de nombreuses réunions hebdomadaires, la commission, par l'organe de M. Commin, son secrétaire, fit connaître le résultat de l'examen auquel elle s'était livré et le projet de code des usages locaux fut mis à l'ordre du jour.

La discussion du projet occupa pendant tout un semestre les séances de la Société, et pour donner à l'œuvre toute la perfection possible, il fut décidé que le projet autographié serait adressé, avec l'autorisation du premier président, M. Neveu-Lemaire, qui l'accorda avec empressement, à tous les juges de palx du département, pour être de leur part l'objet d'un contrôle sérieux et d'annotations sur les modifications qu'il y aurait lieu d'y apporter.

Les observations de ces fonctionnaires, jointes à celles produites pendant nos délibérations, permirent de compléter le projet primitif; tous ces éléments d'informations, comparés et fondus par la commission, servirent à l'élaboration d'un travail définitif qui fut mené à bien grâce au zèle et à la persévérance du laborieux rapporteur, M. Commin, ancien notaire, qui est parvenu à rédiger le présent ouvrage par chapitres et articles, tel qu'il est publié. La Société l'a approuvé dans son ensemble dans la séance du 24 mai dernier et a décidé son impression.

On remarquera dans ce recueil la diversité des usages dans chaque canton ; la Société n'avait pas à se prononcer

(1) Cette commission était composée de MM. Lesoüef, président, Fouché fils, Bidard, Fortier, Vaucquier du Traversain, Savalle, de Saint-Aignan, d'Iquelon, d'Argentré, Brayer père, Delahaye, Duval, Fauchet, Ach. Pouyer, Pichard et Commin, rapporteur.

entre des pratiques si différentes et si multipliées. Tout en regrettant l'absence de l'uniformité, si utile à tant de points de vue, elle ne pouvait qu'enregistrer les divers *usages locaux*. Une règle commune bien désirable ne peut être que l'œuvre de l'autorité, et la Commission chargée de préparer le code rural qui s'élabore dans les conseils du gouvernement pourra puiser dans ce travail de très-importants documents. Telle qu'elle est, cette publication, réclamée depuis longtemps, peut rendre de grands services aux intéressés, en les éclairant sur la possession, la jouissance et l'exploitation des propriétés rurales, urbaines et industrielles, et, par suite, rendre plus rares les difficultés entre propriétaires et fermiers ou locataires, entre les maîtres et les aides de l'agriculture, du commerce et de l'industrie.

C'est un devoir pour la Société de rendre ici un public et respectueux hommage à MM. Massot-Regnier et Neveu-Lemaire, à M. Taillet et à M. Vaucquier du Traversain, pour le concours de chacun à la réalisation d'une œuvre aussi utile.

Il importe de citer avec une mention toute spéciale le dévoûment, l'aptitude et la persévérance de M. Commin, qui avait accepté la tâche pénible de rapporteur, et s'en est acquitté avec un soin que la Société se plaît à reconnaître et pour lequel elle lui offre toutes ses félicitations et tous ses remercîments.

La Société sera heureuse de pouvoir mettre à très-bas prix ce travail à la disposition des propriétaires, fermiers, usiniers, locataires, ouvriers et domestiques de la Seine-Inférieure. Tous pourront ainsi être fixés sur leurs obligations et sur leurs droits.

Le projet de code des usages locaux est divisé en deux parties : la première comprend la location des biens situés à la ville ou à la campagne, et la seconde les usages divers.

La 1ʳᵉ partie comprend 6 chapitres qui traitent : le 1ᵉʳ, de la location des maisons et jardins, avec le mode d'entrée en jouissance, le payement des loyers, les congés et les réparations locatives ; le 2°, de la location des usines, fabriques et moulins ; le 3°, de la location des jardins maraîchers et des pépinières ; le 4°, des baux à ferme, avec le mode de payement des fermages et tout ce qui concerne les congés, le nantissement, l'assolement, les labours et semences, les pailles et fumiers, l'entretien et les réparations, les rapports entre le fermier entrant et le fermier sortant ; le 5°, de la location des prairies, herbages et vergers ; le 6°, de la location des bois taillis, oseraies, joncs marins et bruyères.

La 2° partie est divisée en 12 chapitres : 1°, aménagement des bois taillis et de haute futaie, avec le produit annuel ou périodique des arbres ; 2°, pépinières ; 3°, plantations ; 4°, clôtures diverses, telles que fossés, haies, murs ; 5°, constructions susceptibles de nuire au voisin : cheminées, citernes, fosses d'aisance, forges, fours, écuries, étables, magasins de sel et matières corrosives ; 6°, le larmier, le tour d'échelle, les fruits tombés chez le voisin ; 7°, maturité des fruits au point de vue de la saisie brandon ; 8°, glanage ; 9°, parcours et vaine pâture ; 10°, limite des terres en rideau ou talus avec le bornage et l'arpentage ; 11°, vente des chevaux, des bestiaux, des grains, des pommes, du beurre, des œufs, des pailles et fourrages, du bois de chauffage ; 12°, domestiques, ouvriers et journaliers.

Sous le titre de renseignements se trouvent indiqués les articles du Code civil se référant aux usages locaux, avec une annotation des articles du présent code qui s'y rapportent, les arrêtés du Parlement de Normandie sur le glanage et les plantations, et, de plus, les articles du règlement général de la Seine-Inférieure concernant les chemins vicinaux, règlement déposé aux archives de chaque commune.

PREMIÈRE PARTIE

DU LOUAGE [1]

CHAPITRE PREMIER

De la Location des Maisons et Jardins.

---

§ Ier. — **Entrée en jouissance et paiement des Loyers.**

ARTICLE 1er.

A défaut de convention écrite, l'entrée en jouissance pour une maison seule, soit entière, soit en partie, a lieu aux quatre termes de Pâques, Saint-Jean, Saint-Michel et Noël de chaque année dans les cantons suivants (2) : Rouen, Elbeuf, Maromme, Pavilly, Duclair, Darnétal, Le Havre, Montivilliers, Bolbec, Lillebonne, Fécamp, Saint-Valery, Dieppe, Offranville, Longueville, Envermeu, Eu, Neufchâtel, Aumale, Blangy, Saint-Saëns et Gournay.

---

(1) Voir pour les principes généraux du contrat de louage, les articles 1708 et suivants du Code civil.

(2) Pour éviter la répétition du mot canton, on emploiera souvent le nom du canton seul; ainsi l'expression à Pavilly, à Yvetot, à Bolbec, voudra dire dans les cantons de Pavilly, d'Yvetot, de Bolbec.

1

Aux deux termes de Pâques et Saint-Michel pour les cantons de Saint-Romain, Goderville, Cany, Caudebec, Yerville, Fontaine-le-Dun, Tôtes, Bellencombre, Clères, Buchy, Forges, Argueil et Londinières.

Au seul terme de Saint-Michel pour ceux d'Yvetot, Fauville, Ourville, Valmont, Doudeville, Criquetot, Bacqueville et Grand-Couronne.

Par exception, à Clères, les maisons d'ouvriers de filatures se louent par trimestres.

On entend par Pâques, le 29 mars et non le jour de la fête dans l'arrondissement du Havre (moins le Havre et Montivilliers), dans l'arrondissement d'Yvetot (moins Yvetot et Caudebec) et dans les cantons de Tôtes, Clères, Offranville, Duclair et Grand-Couronne, et le 25 mars à Elbeuf.

On entend aussi par Pâques le 15 mars dans l'arrondissement de Neufchâtel (moins Neufchâtel et Aumale), et dans le canton d'Eu (à l'exception toutefois pour les maisons de la ville d'Eu, du Tréport et de quelques autres communes).

ART. 2.

Pour une maison avec cour et jardin, ou avec cour, jardin et plantations, l'entrée en jouissance a lieu aux deux termes de Pâques et de Saint-Michel, pour tous les cantons.

Par exception, ceux de Boos, Grand-Couronne, Buchy, Yvetot, Caudebec, Doudeville, Yerville, Tôtes, Ourville, Valmont, Fauville, Saint-Romain, Criquetot et Bacqueville n'admettent que celui de Saint-Michel. — Au Havre, à Montivilliers, Saint-Valery, Eu et Envermeu, elle a lieu aux quatre termes, ainsi qu'à Bolbec, lorsque dans ce dernier canton la valeur locative de la cour et du jardin est inférieure au quart de la valeur totale locative; et, dans le cas contraire, elle ne s'effectue qu'à Saint-Michel (1).

---

(1) Il n'y a pas d'usages particuliers pour la location des établissements de commerce, pensionnats, hôtels, auberges, cafés, sauf à Tôtes, où pour les pensionnats, hôtels et auberges, il n'y a qu'un seule terme, Saint-Michel.

ART. 3.

Pour les caves, magasins, écuries, remises, chantiers, hangars et greniers, elle a lieu aux quatre termes ordinaires de l'année, Pâques, Saint-Jean, Saint-Michel et Noël, excepté au Havre où elle se fait à toute époque de l'année; à Goderville et Fontaine-le-Dun à Pâques et Saint-Michel, et à Buchy à Saint-Michel seulement.

A Offranville, elle a lieu également aux quatre termes pour une boutique seule, boutique et chambre, chambre à feu seule et cabinet.

ART. 4.

Pour les jardins, avec ou sans arbres fruitiers, elle a lieu aux deux termes de Pâques et de Saint-Michel.

Elle commence seulement à Saint-Michel à Darnétal, Elbeuf et Buchy; — à Noël au Havre, Eu, Saint-Valery et Caudebec, sauf que, dans ce dernier canton, elle a également lieu à la Saint-Jean pour les jardins sans arbres fruitiers; — et au 15 mars à Gournay et Londinières.

Le locataire dont la jouissance expire à Saint-Michel a un délai pour enlever ses légumes d'hiver. Il a jusqu'à Noël à Darnétal, Maromme, Duclair, Pavilly, Caudebec, Lillebonne, Saint-Romain, Goderville, Montivilliers, Fécamp, Cany, Dieppe, Offranville, Bacqueville et Longueville; — jusqu'à la Toussaint, à Rouen, Grand-Couronne, Clères, Buchy, Tôtes, Ourville, Bolbec, Fauville, Yerville, Criquetot, Bellencombre et Envermeu; — à Yvetot, jusqu'au 20 octobre; — à Argueil, jusqu'au 11 novembre; — à Buchy, 15 novembre; — Saint-Romain, Valmont et Fontaine, 30 novembre; — à Boos, 1er mars; — et à Elbeuf et Longueville, jusqu'à la maturité.

Il peut enlever les arbres et arbustes qu'il a plantés, mais à la condition d'en laisser en nombre et en espèces la même quantité qu'il a trouvée lors de son arrivée, en remplaçant ceux qui manquent, à moins qu'ils ne soient morts par vétusté. Il a pour cet enlèvement, mais sans pouvoir emporter les arbres fruitiers, savoir : jusqu'au 30 novembre à Saint-Romain, Goderville, Dieppe, Offranville et Gournay, et à Saint-Valery jusqu'au 15 mars. A Yvetot, il a jusqu'au 15 novembre pour emporter les plantes, arbustes et arbres fruitiers.

Il doit laisser intacts les asperges et les artichauts, lors même qu'il les aurait plantés. Toutefois, à Buchy, le propriétaire doit tenir compte au locataire de leur valeur.

ART. 5.

Pour une maison meublée, ou une partie de maison meublée, le bail verbal est fait pour la durée ordinaire de la location des maisons, et les loyers sont payables par trimestres.

Pour un appartement meublé ou une chambre meublée, il est fait au mois si les loyers se paient au mois, à la quinzaine ou à la semaine, selon qu'ils se paient à ces intervalles. — Au Havre, il en est de même pour un appartement non meublé si les loyers se paient au mois.

ART. 6.

Les locations indiquées aux cinq articles qui précèdent commencent et cessent à midi, et les clés doivent être remises à ce moment.

A Valmont, lorsque le propriétaire ne se trouve pas sur les lieux, les clés doivent être remises au maire de la commune.

Si la fin de jouissance est un jour férié, le déménagement a lieu la veille à Rouen, Dieppe, Eu et Lillebonne, et le lendemain au Havre et Londinières.

Au Havre, lorsque la location est importante, le locataire sortant a 4 jours après le terme pour terminer son déménagement, de même que le locataire entrant peut commencer son emménagement 4 jours à l'avance.

ART. 7.

Les paiements des loyers des maisons se font tous les trois mois aux quatre termes de Pâques, Saint-Jean, Saint-Michel et Noël de chaque année, sauf les exceptions ci-après :

Dans les cantons ruraux ils ont lieu tous les six mois, aux deux termes de Pâques et de Saint-Michel (1). Toutefois, ils se font par trimestres à Bolbec et Montivilliers lorsque la location est inférieure à 100 fr. par an, et à Saint-Valery et Gournay pour la location d'une chambre à feu ou d'un cabinet.

Au Havre, les loyers se paient tous les six mois, à partir de l'entrée en jouissance pour les locations à l'année ; tous les trois mois, pour les locations qui n'excèdent pas 100 fr. par an, et tous les mois pour les magasins et appartements meublés ou non meublés qui se louent au mois.

A Fécamp et Blangy ils se font aussi à Saint-Jean et Noël par semestres.

Le paiement des loyers par avance n'est pas en usage dans le département, sauf à Bolbec pour les chambres meublées seulement.

ART. 8.

La durée des locations verbales n'est pas fixée par l'usage, mais le bailleur et le preneur peuvent toujours la faire cesser par un congé signifié dans les délais qui vont être indiqués sous le paragraphe deuxième ci-après ; ce sont ces délais qui déterminent la véritable

---

(1) L'expression de trois ou de six mois s'entend de l'intervalle de temps qui s'écoule d'un terme à l'autre. Ainsi, on considère comme une période de trois mois, quel que soit d'ailleurs le nombre de jours dont il se compose, l'intervalle entre Noël et Pâques ou entre Pâques et Saint-Jean. On considère comme une période de six mois la réunion de deux termes. Le demi-terme, pour les locations payables par trimestres, s'entend de six semaines ou quarante-deux jours avant la fin du terme entier, quelle que soit, du reste, sa durée réelle.

durée du bail. — Toutefois pour les loyers payables par semestres, elle est fixée à une année au Havre, Saint-Romain, Saint-Valery, Envermeu, Saint-Saëns, Clères (excepté pour les ouvriers de filature) et Londinières s'il s'agit, dans ce dernier canton, d'une auberge ou qu'il existe des arbres fruitiers sur la propriété louée.

§ II. — Congés.

ART. 9.

Pour les locations à l'année, le congé est de six mois, pour :

1° Une maison entière, avec ou sans accessoires, tels que cour pavée et terrasses artificielles, pour sortir à l'un des quatre termes de Pâques, Saint-Jean, Saint-Michel et Noël.

Sont assimilés à une maison entière : les chantiers de construction, les magasins pour le dépôt ou la conservation des marchandises, de même que les caves, écuries, remises, hangars, greniers ou autres emplacements couverts ou non couverts, formant une propriété entière ou séparée ;

2° Une maison avec cour et jardin, ou avec cour en herbage, jardin et plantations pour sortir à Pâques ou Saint-Michel, de manière à ce que la sortie coïncide avec l'époque d'entrée en jouissance;

3° Et pour toute location, quelle que soit sa nature et son importance, dans les cantons de Montivilliers, Criquetot, Goderville, Fauville, Valmont, Ourville, Cany, Doudeville, Yerville, Tôtes, Dieppe, Bacqueville, Offranville, Longueville, Bellencombre, Clères, Buchy, Saint-Saëns, Argueil et Envermeu.

Par exception, à Forges, le congé doit être donné un an à l'avance pour les maisons avec jardin.

Il est aussi de six mois à Elbeuf pour une partie de maison comprenant une boutique sur rue, au Havre pour les boutiques et magasins, et à Grand-Couronne, pour le jour de Saint-Michel seulement, pour toute location de maison avec cour ou jardin d'un loyer supérieur à 70 fr.

ART. 10.

Il est de trois mois pour :

1° Une partie de maison consistant en deux ou plusieurs pièces distinctes susceptibles d'être occupées séparément;

2° Une chambre avec une partie de cour, de cave ou de grenier;

3° Les magasins de vente ou boutiques, lorsque la location a lieu pour cet usage : les parties de chantier et les parties de magasin pour le dépôt ou la conservation des marchandises et matériaux, les caves, écuries, remises et hangars dépendant d'une propriété divisée en plusieurs locations.

Il est aussi de trois mois, savoir :

A Yvetot et Londinières pour les locations de six mois;

A Saint-Valery pour celles de trois mois, même pour une chambre à feu seule ou un cabinet seul;

A Envermeu, lorsque la location est inférieure à 50 fr. ;

A Montivilliers, Saint-Romain, Lillebonne, Bolbec, Fécamp et Eu, lorsqu'elle est de 100 fr. et au-dessous. — Toutefois, à Bolbec, l'usage admet une exception, lorsqu'il entre dans la location un terrain, planté ou non, dont la valeur locative réelle serait du quart du prix total du loyer; alors le congé doit être notifié six mois avant la sortie pour Saint-Michel;

A Saint-Saëns, pour toute location de moins d'un an, le délai de congé est égal à la durée de la location, sauf le premier terme pour lequel il est restreint à un mois.

ART. 11.

Il est de six semaines :

Pour une chambre non meublée (1), sauf à Dieppe et Longueville où il est de trois mois, et Envermeu d'un mois;

---

(1) Une chambre à feu avec un cabinet accessoire et contigu est considérée comme une simple chambre, et non comme une partie de maison.

Pour toute location dont le prix annuel est de 50 fr. et au-dessous et dont le loyer se paie par trimestres;

A Yvetot, pour les locations de trois mois;

A Montivilliers, Saint-Romain et Lillebonne, pour une chambre, un four ou un magasin.

ART. 12.

Il est de quinze jours pour les locations au mois et les chambres meublées au mois, et de huit jours pour les locations à la quinzaine ou à la semaine.

Par exception, à Elbeuf et Longueville il est d'un mois pour les locations au mois, et de quinze jours pour les locations à la quinzaine; à Caudebec de six semaines pour les chambres meublées, et à Saint-Valery d'un mois pour les locations meublées au mois.

ART. 13.

Le congé n'est pas nécessaire dans l'arrondissement du Havre, sauf à Bolbec et Fécamp, pour faire cesser la jouissance à la fin de la première année de location, pour les objets loués pour cette période de temps (fin d'année, fin de jouissance). — Cette règle s'applique également aux locations de plus courte durée. — Il n'est pas non plus nécessaire à Saint-Valery pour les locations meublées faites aux étrangers pendant la saison des bains.

ART. 14.

Si le locataire, qui avait un bail écrit, est resté en jouissance par tacite réconduction, il est nécessaire de lui donner congé dans les délais ci-dessus prescrits.

A Yvetot, la tacite réconduction ne peut être admise que quand le locataire est laissé en jouissance au moins cinq jours après l'expiration de son bail, si le bailleur réside dans un rayon de trois myria-

mètres de l'objet loué, augmentés d'un jour par chaque trois myria-
mètres s'il demeure au-delà.

ART. 15.

Les délais de congés sont des délais francs; ils doivent être
donnés la veillé du jour où commence le terme de sortie.

Il n'y a d'exception à cette règle que pour les cantons de Montivilliers, Criquetot, Fécamp, Goderville, Fauville, Valmont, Ourville,
Cany et Saint-Valery, dans lesquels le congé peut être donné le
jour même, mais avant midi.

Pour les locations à la quinzaine ou à la semaine, il peut également être donné le jour même. Ainsi, lorsque la quinzaine ou la
semaine finit le samedi, il suffit de donner l'avertissement ce jour-là
pour le samedi suivant.

ART. 16.

Le propriétaire n'est pas tenu de donner congé aux sous-loca-
taires, et ceux-ci doivent se retirer en même temps que le locataire
principal, sauf leur recours contre ce dernier s'il ne les a pas avertis
à temps.

ART. 17.

Les congés peuvent être donnés et acceptés par écrit sous seing-
privé, sinon leur notification doit être faite par ministère d'huis-
sier (1).

A partir du congé, le bailleur peut mettre un écriteau pour la
relocation; et faire visiter les biens aux locataires qui se présen-
teraient; ces visites doivent être faites pendant le jour. L'usage veut

---

(1) Les congés peuvent aussi être constatés par le registre tenu par le juge
de paix en exécution de la loi du 2 mai 1855.

que le locataire sortant indique au moins deux jours par semaine pour la visite des lieux. Le juge y pourvoit en cas contraire.

§ III. — Réparations locatives.

ART. 18.

Les réparations locatives sont celles indiquées en l'article 1754 du Code civil.

En outre, l'usage a consacré les suivantes auxquelles le locataire est tenu :

1° Le ramonage des cheminées, le nettoyage et le balayage des appartements et des bâtiments;

2° La rupture de la plaque de fonte placée comme contre-cœur de la cheminée;

3° Le remplacement des croissants qui retiennent les pelles et pinces à feu;

4° La réparation des chambranles et tablettes de cheminées, sans distinction de ce qui est maçonnerie, menuiserie, pierre ou marbre, sauf l'avant-foyer qui reste à la charge du propriétaire, à moins que le dégât, autre toutefois que l'action du feu, ne provienne du fait du locataire;

5° Le carrelage des réchauds, le scellement des boîtes en fonte et leur remplacement quand elles sont cassées autrement que par vétusté;

6° L'aire, c'est-à-dire la partie carrelée des fours et l'aire basse non pavée des écuries et remises;

7° Les pierres à laver, ainsi que la grille du tuyau, quand elles sont cassées;

8° Les rateliers et mangeoires des écuries et barres de séparation des chevaux;

9° Les pistons des pompes et l'entretien des cordes, poulies et sceaux des puits;

10° Dans les jardins, la taille des arbres fruitiers, la tonte des haies vives et des gazons, l'entretien des clôtures, bordures, plates-bandes et carrés.

Il est impossible d'énumérer tous les cas qui donnent lieu à des réparations locatives. En général, tout ce qui peut être considéré comme dégradation de pied et de main (pour nous servir d'une ancienne locution normande) de la part du locataire, rentre dans les réparations que la loi impose ; elles doivent s'ajouter aux prescriptions de l'article 1754.

ART. 19.

Le boulanger est en outre tenu à la réparation du pavage et de la motte du four, à l'entretien et au renouvellement même du bouchoir lorsqu'il est usé. — A Buchy, il n'est pas obligé à ce renouvellement.

ART. 20.

Les réparations doivent être faites pour le moment de la sortie et l'usage donne au propriétaire une année de recours contre le locataire pour leur exécution.

Ce recours est de six mois à Saint-Valery et d'un mois seulement à Bolbec. — Il est aussi de six mois à Londinières pour les locations faites pour six mois.

Au Havre et à Elbeuf on considère que le locataire est complétement déchargé des réparations lorsque le propriétaire accepte volontairement la remise des clés et donne quittance sans réserves.

A Dieppe, Offranville et Fauville, le locataire peut faire ses réparations après sa sortie dans un délai non-déterminé. Ce délai est de trois mois à Caudebec et d'un an à Fontaine-le-Dun.

CHAPITRE II

De la Location des Usines, Fabriques, Moulins.

———

ART. 21.

L'usage consacre deux modes de louage des usines, fabriques et moulins, qu'ils soient mûs par l'eau ou par la vapeur : *le louage avec prisée et le louage sans prisée.*

Le louage avec prisée a lieu dans les cantons de Rouen, Darnétal, Boos, Grand-Couronne, Pavilly et le Havre pour tous les établissements industriels indistinctement. — A Aumale, Blangy, Fontaine, Saint-Valery pour les moulins à blé et à huile. — A Gournay pour les moulins à blé et les verreries. — A Cany pour les filatures, mais pas généralement.

Le louage sans prisée se fait dans les cantons d'Elbeuf, Bolbec, Lillebonne, Fécamp, Montivilliers, Criquetot, Goderville, Saint-Romain, Caudebec, Yvetot, Doudeville, Fauville, Ourville, Valmont, Yerville, Tôtes, Offranville, Longueville, Bacqueville, Envermeu, Bellencombre, Londinières, Saint-Saëns, Neufchâtel, Forges et Gournay, ce dernier pour les tanneries seulement.

Il a lieu avec ou sans prisée à Eu, Duclair, Buchy et Argueil.

ART. 22.

La location a lieu par baux écrits; toutefois à Saint-Saëns elle se fait aussi verbalement pour les moulins à tan. Aucune indication n'est donnée sur le mode d'évaluation du loyer, sauf à Elbeuf et Longueville où quelques tissages se louent à raison de tant par métier.

ART. 23.

La location avec prisée est générale. Il est fait, lors de l'entrée en jouissance du locataire, une estimation ou inventaire de tous les objets loués, et, à la fin du bail, il est procédé à une nouvelle estimation de ces mêmes objets. S'il en résulte un changement de valeur, les parties se tiennent respectivement compte de la différence.

ART. 24.

Le louage avec prisée ne comprend, le plus souvent, que les commandeurs ou mouvants, mais aussi parfois les commandés ou travaillants.

On entend par mouvants et travaillants toutes les machines, ustensiles, outils et meubles consacrés spécialement au mouvement et à l'exploitation de l'usine (1).

ART. 25.

L'époque d'entrée en jouissance ne peut guère se fixer par l'usage, les usines, fabriques, moulins ne se louant presque jamais sans écrit. Néanmoins, les cantons suivants la fixent, savoir :

Yvetot, Yerville, Valmont, Fontaine, Saint-Romain, Goderville, Maromme et Buchy à Saint-Michel;

Montivilliers, Saint-Valery, Tôtes et Forges à Saint-Michel et Pâques;

Longueville, Saint-Michel et Pâques pour les filatures et Saint-Michel seulement pour les moulins avec prairies ou terres;

---

(1) On conçoit du reste, sur ces divers points, que la prisée ne pouvant se faire sans qu'il y ait de convention écrite, le recours aux usages ne peut avoir lieu que dans des cas très-peu fréquents.

Aumale, Londinières et Neufchâtel, au 15 mars ;

Le Havre, à Pâques pour les briqueteries et tuileries ;

Ourville, à Saint-Jean, pour les moulins à huile, et Saint-Michel pour les moulins à blé ;

Bacqueville, aussi à Saint-Jean pour les moulins à huile et Saint-Michel pour les moulins à blé, et à Pâques pour les teilleuses.

Pour les autres cantons et les industries non spécifiées ci-dessus aucune époque n'est fixée, et l'entrée en jouissance a lieu généralement aux quatre termes ordinaires de l'année.

ART. 26.

La durée de la location pour les établissements industriels, à défaut de convention est d'un an dans la majorité des cantons.

Ceux qui font exception à cette règle fixent la durée ainsi qu'il suit :

Neufchâtel et Goderville à neuf ans ; Tôtes, Bacqueville et Forges à trois, six ou neuf ans ; Londinières, trois ans pour les moulins avec immeubles ruraux ; et Caudebec, deux ans pour les tanneries.

ART. 27.

Les payements des loyers se font en deux termes, suivant l'époque de l'entrée en jouissance, dans les cantons d'Elbeuf, Darnétal, le Havre, Montivilliers, Saint-Romain, Bolbec, Lillebonne, Yvetot, Caudebec, Ourville, Cany, Saint-Valery, Fontaine, Yerville, Tôtes, Longueville, Offranville, Envermeu, Buchy, Saint-Saëns, Forges, Aumale et Blangy.

Dans les autres cantons ils ont lieu en quatre termes, sauf les deux modifications suivantes :

A Goderville, à la Saint-Jean pour le terme échu à Pâques, et à Noël pour celui échu à Saint-Michel ;

A Bacqueville, par semestres pour les moulins à blé et à huile, et par trimestre pour les fabriques de papier, filatures et teilleuses.

Dans aucun canton le payement des loyers par avance n'est admis par l'usage.

ART. 28.

Le locataire à la prisée est responsable de tous les objets mention-nés et estimés dans l'inventaire, à moins qu'il ne prouve que les dégradations sont le résultat de cas fortuit ou de force majeure.

Il est obligé d'entretenir les mouvants et travaillants, même les planchers, et doit pourvoir à toutes les réparations ainsi qu'au rem-placement des objets qui seraient endommagés ou détruits par l'usage.

A Saint-Valery il n'est tenu qu'aux réparations locatives.

ART. 29.

Si les grosses pièces telles que vannes, roue motrice, grande roue, arbres de couche et de transmission de forces, chaudières, meules, tubes à vapeur ont besoin d'être remplacés, s'il y a lieu de faire un travail quelconque devant occasionner des dépenses notables, la nécessité doit être constatée contradictoirement entre le preneur et le bailleur. Il en serait de même si un changement devait être effectué dans le système de l'usine.

Quelle que soit la durée des travaux, le preneur n'a aucun recours contre le bailleur pour le chômage, à moins qu'il ne s'agisse de tra-vaux aux bâtiments ou à la cage, pour lesquels les parties restent dans le droit commun.

ART. 30.

Le locataire sans prisée n'est tenu qu'aux réparations d'entretien à faire aux commandeurs, tels que vannes, aubes de la roue motrice, coyaux, chevilles du grand et du petit rouet, lanterne, fuseaux, pignons et coussinets, jusques et y compris le tambour portant les cuirasses de transmission ou tout autre appareil pouvant en tenir lieu. Les cuirasses commencent la série des travaillants ou commandés (1).

Il doit, en outre, remplacer les travaillants hors de service par l'usage ou toute autre cause, plus les machines, ustensiles, outils et meubles consacrés spécialement au mouvement et à l'exploitation, lesquels doivent toujours être entretenus au complet et en bon état. — Toutefois, à Offranville, les travaillants, lorsqu'ils sont usés, restent à la charge du propriétaire comme grosses réparations.

La détérioration des planchers aux passages et aux endroits de la circulation des charriots doit être réparée aussi par le locataire comme résultant d'une dégradation de son fait.

A Valmont et Longueville, les grosses réparations et le remplacement des meules, du grand rouet, des membrures de la roue motrice, restent seuls à la charge du propriétaire.

A Bacqueville, le propriétaire doit fournir le bois pour la réparation des vannes et barrages, le locataire ne fournit que la main-d'œuvre.

A Boos, le locataire est obligé de remplacer ce qui est détruit par force majeure (2).

ART. 31.

En outre des réparations locatives ordinaires, les locataires des usines, fabriques et moulins mûs par l'eau sont encore tenus aux réparations à faire aux berges des rivières et canaux, si elles sont en

---

(1) Il y a peu d'années encore on se servait du mot *hydraulique* pour désigner ce que la science moderne appelle aujourd'hui *commandeurs*. Le mot hydraulique est restitué aux choses que sa racine indique, c'est-à-dire aux coursiers, déversoirs, vannes, vannage et roue motrice mue par l'eau. Nous avons dû signaler ce changement pour appeler l'attention des parties intéressées sur l'application de ce terme, suivant l'étendue possible à lui donner.

(2) A Cany, on a assimilé le locataire ordinaire au locataire à la prisée. C'est une erreur évidente, puisque l'un n'a que son loyer à payer, et que l'autre reçoit ou paye une plus-value. Leurs conditions de jouissance sont différentes.

terre, avec ou sans pieux, aux ponts servant à la manœuvre, aux coursiers. Les réparations comportent encore le curage et le faucardement des rivières et des canaux du coursier, des fosses, rigoles et de la rivière dite de décharge.

Le locataire doit aussi se conformer aux arrêtés administratifs concernant la police des eaux et des machines à vapeur.

ART. 32.

Les principes ci-dessus s'appliquent également aux filatures, tissages et autres usines. Tous les locataires doivent remplacer les machines, outils et ustensiles, soit adhérents soit mobiles, placés par le propriétaire pour l'exploitation des fabriques et ateliers, et rendre le tout, à la fin de la jouissance, en état de bien fonctionner et travailler parfaitement.

Les mêmes obligations sont imposées quand les commandeurs ont une pompe à feu pour moteur principal, ou marchent par le mariage des deux systèmes.

ART. 33.

Toutes les réparations à la charge des locataires d'usines doivent être terminées le jour de la sortie, afin qu'il n'y ait pas d'interruption dans l'industrie. Aucun délai n'est accordé après l'expiration du bail, sauf dans le canton de Bolbec où l'usage accorde un mois.

Dans la plupart des cantons, le locataire est présumé les avoir exécutées et en est déchargé si le propriétaire a laissé écouler un an sans rien réclamer. Le canton de Fontaine le déclare exonéré après un mois, et celui de Darnétal après six mois.

ART. 34.

Les locataires des verreries sont tenus à la réparation des fours. A Blangy ils doivent en outre réparer les chambres chaudes où l'on opère la dessication du bois.

2

Dans les tanneries ils doivent entretenir les cuves, fosses, fosses-aigres et séchoirs.

ART. 35.

Les locataires des fours à chaux, à briques, sont obligés à la répation et à l'entretien du four, des chemins d'accès, à l'entretien et au remplacement des ustensiles, outils et machines servant à l'exploitation de ces établissements.

En outre, ceux des fours à briques sont spécialement tenus de l'entretien des aires à sécher les briques, des séchoirs, des réservoirs d'eau, des piles ou pilons, des tables et des moules. Tous ces objets doivent être rendus en état de servir à la fin du bail.

ART. 36.

Le délai pour le congé à donner des baux d'usines est en général d'un an. Il est de six mois pour les cantons du Havre, Montivilliers, Goderville, Valmont, Ourville, Saint-Valery, Fontaine, Longueville, Offranville, Tôtes, Yvetot, Darnétal, Buchy, Saint-Saëns et Blangy; de même à Bacqueville pour les locations de moulins à blé, et à Caudebec pour toutes les usines et tanneries, sauf celles auxquelles sont jointes des prairies, auquel cas il est d'un an.

A Londinières, le délai est aussi de six mois, à moins qu'il y ait des terres labourables dépendant de la location; alors il doit être donné dix-huit mois d'avance.

ART. 37.

La sortie doit avoir lieu le jour du terme, à midi, ainsi qu'il a été dit à l'article 6, pour les locations ordinaires, sauf le cas où le terme tombe un jour férié.

CHAPITRE III

De la Location des Jardins maraîchers et des Pépinières.

ART. 38.

La location verbale des jardins maraîchers a lieu à l'année, sauf dans les cantons de Fécamp, Caudebec et Yerville où la durée est de trois ans.

L'entrée en jouissance et la sortie ont toujours lieu à Saint-Michel, sauf au Havre, Lillebonne, Caudebec, Fontaine, Saint-Valery et Offranville où elles s'opèrent à Noël, et à Gournay le 15 mars.

ART. 39.

Pour les pépinières, il n'y a pas d'usages bien reconnus. Fécamp et Yerville fixent la durée à trois ans; Longueville à neuf ans, avec entrée en jouissance à Saint-Michel ; Caudebec aussi à neuf ans, avec entrée en jouissance à Noël. A Saint-Valery, l'entrée en jouissance a lieu également à Noël.

ART. 40.

Les termes de payement des loyers des jardins maraîchers et des pépinières sont Pâques et Saint-Michel, sauf le Havre et Caudebec pour les jardins maraîchers, où ils s'effectuent à Saint-Jean et Noël, et Elbeuf où ils ont lieu tous les trois mois. A Eu, ils se font également à Saint-Jean et Noël lorsque l'entrée en jouissance a eu lieu à cette dernière époque.

ART. 41.

Les locataires des jardins maraîchers et des pépinières sont tenus à la taille des arbres fruitiers et à l'entretien du treillage des espaliers, bordures, plates-bandes et carrés. A Saint-Saëns, il sont tenus au remplacement.

ART. 42.

Les congés pour les jardins maraîchers doivent être délivrés six mois d'avance. Il n'y a pas d'usage constant pour les pépinières; toutefois le délai d'un an paraît être adopté, sauf à Duclair et Saint-Valery où il est de six mois.

ART. 43.

Le jardinier dont le bail expire à Saint-Michel a jusqu'à Noël pour l'enlèvement de ses récoltes.

Au Havre, l'usage accorde jusqu'au mois de février aux jardiniers maraîchers et pépiniéristes, plus quatre jours pour effectuer leur déménagement entier, lorsque l'importance de la location en justifie la nécessité. A Yvetot, il a jusqu'au 30 novembre, et à Saint-Valery jusqu'au 15 mars pour les plantes vivaces, les arbres verts, les semis et les arbres fruitiers composant la pépinière.

CHAPITRE IV

Des Baux à ferme.

---

§ Ier. — Durée des Baux. — Payement des Fermages. Congés.

ART. 44.

La durée des baux à ferme sans écrit, ainsi que celle des terres de labour dites terres nues, terres écalées ou assolées, est de trois années lorsque ces fermes et terres sont soumises à l'assolement de trois ans, et de deux années si cet assolement n'est que de deux ans (1).

Par exception, à Grand-Couronne, la durée des baux verbaux pour les terres écalées n'est que d'une année; il n'y a pas d'assolement.

A Saint-Valery, Longueville et Criquetot, elle est aussi d'une année pour une pièce de terre seule soumise à un seul assolement.

L'assolement doit toujours être observé quelle que soit la durée de la location.

ART. 45.

L'époque d'entrée en jouissance est fixée à Saint-Michel pour les fermes et les terres arables, dites terres nues ou terres écalées.

---

(1) L'usage, à cet égard, est conforme à l'article 1774 du Code civil.

Dans l'arrondissement de Neufchâtel, à Eu et Envermeu, elle est fixée au 15 mars (1) pour les fermes, et à Saint-Michel pour les terres écalées.

A Offranville, elle a lieu à la Saint-Jean pour les terres écalées.

ART. 46.

Les termes de payement des fermages sont Pâques et Saint-Michel pour tous les cantons (2).

Dans ceux de Caudebec, Envermeu et Eu, les payements se font aussi aux termes de Saint-Jean et Noël.

A Darnétal, Duclair, Saint-Romain et le Havre, pour les terres écalées, ils ont lieu à Saint-Jean et Noël seulement.

ART. 47.

Les fermages sont payables à l'échéance des termes, et le premier terme est exigible six mois après l'entrée en jouissance.

Cependant à Offranville Eu, Envermeu et Londinières, le premier terme se paye neuf mois après l'entrée en jouissance, le second, six mois après le premier, et ainsi de suite.

A Saint-Romain, Lillebonne, Fauville, Yerville, Eu, Neufchâtel et Caudebec, le payement du terme de Saint-Michel, pour les terres écalées, se fait à la Saint-Jean, par avance, puis à Noël. Il en est de même pour les prairies dans ce dernier canton.

A Aumale, lorsque le fermier entre par pleine récolte, son premier terme est payable à la Saint-Jean qui suit sa prise de jouis-

(1) Cette entrée en jouissance, au 15 mars, provient de ce que dans le pays de Bray les fermes se composent principalement d'herbages, le surplus formé de terres de labour n'en est, pour ainsi dire, que l'accessoire.

(2) On entend par Pâques le 15, le 25, le 29 mars ou le jour de la fête, selon les localités, ainsi qu'il est expliqué à l'article premier.

sance au 15 mars, et s'il entre par demi-récolte, ce terme n'est payable que le 15 septembre (1).

ART. 48.

La dernière année de la jouissance, le dernier terme est exigible, par anticipation, le 24 juin précédant la sortie du fermier à Saint-Michel, sauf à Elbeuf, Darnétal, Buchy et Longueville.

A Saint-Valery et Fontaine, il est exigible avec celui de l'avant-dernier terme.

A Neufchâtel, le dernier terme est exigible trois mois avant la sortie au 15 mars pour les fermes, et avant la récolte pour les terres écalées.

ART. 49.

Le congé pour les fermes et terres de labour n'est pas nécessaire à la fin de la première période ; on suit en cela l'article 1774 du Code civil, mais pour les autres périodes il doit être notifié un an avant l'époque de la sortie.

A Forges et Londinières, il doit être notifié dix-huit mois avant pour les fermes et terres de labour soumises à l'assolement triennal.

A Saint-Romain, six mois d'avance seulement. A Yerville, il n'est pas nécessaire pour les terres écalées.

Il n'y a pas d'usage au Havre, Grand-Couronne, Duclair, Criquetot, Saint-Valery, Fontaine, Tôtes, Clères, Buchy, Aumale et Gournay.

ART. 50.

Si à l'expiration des baux ruraux, écrits ou verbaux, le fermier

---

(1) On appelle entrée par demi-récolte, à Aumale, lorsque le fermier ne récolte que des mars au mois d'août qui suit sa prise de jouissance, et entrée par pleine récolte quand il récolte des blés et des mars.

reste et est laissé en possession, il s'opère alors par tacite réconduction un nouveau bail identique au précédent, dont la durée est
de trois ou deux ans, selon l'assolement, et il est nécessaire de donner
congé conformément à l'article 49 ci-dessus.

A Yvetot, la tacite réconduction ne peut être admise que quand le
locataire est laissé en jouissance, au moins cinq jours après l'expiration de son bail, ainsi qu'il a été dit à l'article 14 ci-dessus.

§ II. — Nantissement.

ART. 51.

Tout fermier entrant doit avoir en nantissement :

1° En céréales et fourrages, l'équivalent des deux tiers d'une
récolte ordinaire de la ferme dont il prend la jouissance ;

2° Et en bestiaux, de deux tiers à trois quarts de tête de gros
bétail par hectare, en herbage, prairie et labour.

Cette quantité de bétail, par hectare, est très-variable dans le département (1).

Dans l'arrondissement du Havre, la Société d'agriculture de cet
arrondissement a décidé, par délibération du 15 janvier 1866, qu'il
doit y avoir sur une ferme une tête de gros bétail par 1 hectare 50,
sans compter les chevaux nécessaires à la culture.

Les cantons suivants ont adopté, savoir :

Yerville, Buchy, aussi 1 tête de gros bétail par 1 hectare 50.

Valmont, Cany, Fauville, 9 têtes par 10 hectares.

Yvetot, Doudeville, 8 têtes par 10 hectares.

---

(1) Cela tient à la qualité du sol, car si l'on prend pour terme de compa-
raison une ferme de 100 hectares, il est évident que si les terres sont de première classe elles pourront suffire plus facilement à la nourriture de 50 têtes
de gros bétail que des terres de quatrième ou cinquième classe ne suffiront
à 30 ou 35.

Ourville, Saint-Valery, Caudebec (1), Darnétal, 7 têtes par 10 hectares.

Fontaine et Pavilly, 6 têtes par 10 hectares.

Dieppe, Bacqueville, Londinières, 1 tête pour 2 hectares de terre arable.

Boos, 1 tête pour 1 hectare 75 de terre arable.

Gournay, 1 tête pour 1 hectare 40 de terre arable.

Il n'y a pas d'usage à cet égard à Elbeuf, Duclair, Buchy, Offranville, Tôtes, Envermeu, Eu, Saint-Saëns et Forges.

La tête de gros bétail prise pour unité a pour équivalent 1 cheval, 1 bœuf, 1 vache, 2 poulains ou 2 veaux d'un à deux ans, 3 petits veaux ou poulains de l'année, 10 moutons, 15 agneaux, 4 porcs.

Dans l'arrondissement du Havre (même délibération du 15 janvier 1866), il faut 8 moutons au lieu de 10, Bacqueville 8, Blangy et Aumale, 6.

ART. 52.

Le fermier est tenu d'avoir un troupeau de moutons dans les cantons suivants :

Bolbec, Valmont, Fauville, Cany, Fontaine, Tôtes, Bacqueville, Maromme, Boos, Saint-Saëns et Londinières pour les fermes de 40 hectares et au-dessus de terre arable.

Dieppe, Yvetot, Caudebec, Yerville, Saint-Valery, Ourville, Criquetot et Bellencombre pour les fermes de 35 hectares et au-dessus de terre arable.

Neufchâtel et Envermeu pour les fermes de 20 hectares et au-dessus de terre arable.

Néanmoins à Bolbec, Valmont, Yvetot, Saint-Valery et Fontaine, il peut remplacer les moutons par des vaches.

Il n'y a pas d'usage dans les autres cantons.

---

(1) Les énonciations émises pour le canton de Caudebec s'appliquent aux fermes situées sur la rive droite de la Seine, et non à celles de la rive gauche.

Le fermier doit posséder un nombre de moutons correspondant à la quantité exigée par l'article précédent. Néanmoins ce nombre est fixé à 3 moutons par hectare dans les cantons de Caudebec, Fauville, Valmont, Yerville, Tôtes, Darnétal et Neufchâtel; de 3 à 5 dans ceux de Boos et Bacqueville; à 4 dans ceux de Bolbec, Ourville, Fontaine, Londinières; à 9 pour 2 hectares 26 à Cany; à 10 pour 1 hectare 50 à Yvetot; à 140 pour 40 hectares à Criquetot; à 100 aussi pour 40 hectares à Saint-Saëns. A Saint-Valery, il est de 100 à 120 moutons pour une ferme de 35 hectares, et de 250 à 300 pour une de 70 hectares.

ART. 53.

La moyenne du nombre des bestiaux doit exister constamment sur la ferme, sauf le cas de cessation de jouissance, qui se trouve régi par l'article 142 ci-après.

§ III. — Assolement des Terres.

ART. 54.

L'assolement des terres d'une ferme est triennal ou biennal dans le département de la Seine-Inférieure. Celui de trois ans est d'un usage général.

Il est entièrement suivi dans les arrondissements du Havre (moins Saint-Romain) et de Neufchâtel, et dans les cantons de Fauville, Yvetot, Yerville, Dieppe, Bellencombre, Envermeu, Darnétal, Boos, Buchy et Clères.

L'assolement biennal et l'assolement triennal se rencontrent suivant la nature des terres ou l'étendue des fermes, dans les cantons d'Elbeuf, Maromme, Pavilly, Duclair, Caudebec, Saint-Romain, Cany, Saint-

Valery, Doudeville, Fontaine, Ourville, Valmont, Longueville, Tôtes, Baqueville, Offranville, Eu et Envermeu (1).

ART. 55.

L'assolement des terres nues, dites écalées, est le même que celui des fermes, sauf à Fontaine où il est biennal, pour celles de moins de 5 hectares.

Lorsque les terres écalées sont prises à bail par un fermier qui occupe déjà une ferme, elles suivent l'assolement de la ferme principale, mais elles doivent être rendues assolées.

---

(1) Dans le canton de Duclair l'assolement de trois ans est général dans toutes les communes dites de haut pays, comprenant Duclair, Sainte-Marguerite, Saint-Paër, Épinay, Saint-Pierre-de-Varengeville, Villers-Ecalles, Hénouville, Saint-Martin-de-Boscherville, Le Trait, Yainville (sauf quelques terres de ces communes où il existe des terres de marais) et Maupy, sur la rive gauche de la Seine, dont la culture sur le plateau est assimilée à celles des terres du canton de Routot (Eure).

Il est entièrement biennal pour la commune d'Heurtauville, sur la rive gauche, dont le territoire cultivé ne se compose que de terres de marais.

Il est triennal et biennal tout à la fois dans les autres communes, comprenant sur la rive droite la presqu'île de Jumiéges, soit Jumiéges et le Mesnil-sous-Jumiéges, et sur la rive gauche la presqu'île d'Anneville, soit Anneville-sur-Seine, Berville-sur-Seine, Yville, Bardouville et Ambourville, selon que le sol consiste en terre de marais ou de sablons, l'assolement pour les terres de marais étant de deux ans, et celui des sablons de trois ans.

Dans les quatre communes du canton de Caudebec situées aussi sur la rive gauche de la Seine, comprenant Guerbaville, Vatteville, Notre-Dame-de-Bliquetuit et Saint-Nicolas-de-Bliquetuit, l'assolement est également triennal pour les terres de sable et biennal pour les terres de marais.

A Saint-Valery, l'assolement peut être biennal pour les fermes au-dessous de 7 hectares, et alors on a la faculté de faire du blé tous les deux ans sur la même pièce de terre. Les autres composts subissent les modifications nécessitées par cette dérogation au mode général d'assolement triennal.

A Envermeu, les terres en labour, entourées de haies, situées sur la rive droite de l'Eaulne sont assujetties à l'assolement biennal; le surplus du canton à l'assolement triennal.

Dans le canton de Grand-Couronne, il n'existe pas d'assolement pour les terres écalées.

L'assolement triennal se divise en trois soles ou composts (1), savoir :

1re **sole** : Blé.

2e **sole :** Moitié en avoine et moitié en récoltes diverses, telles que pois, vesce, lin, seigle, orge, pommes de terre, racines, trèfle incarnat et plantes fourragères.

3e **sole** : Moitié en trèfle ordinaire, semé l'année précédente, et moitié en récoltes diverses, colza et jachères; lesquelles jachères deviennent de moins en moins en usage.

Cette règle générale subit les modifications ci-après, savoir :

Dans l'arrondissement du Havre (d'après la délibération du 15 janvier 1866 précitée), on fait 1/6 en graines oléagineuses et 1/6 en récoltes diverses et jachères. On ne peut ensemencer en seigle plus de 1/30 du tout ou 1/10 du compost à blé; en orge, 1/30 du tout ou 1/10 du compost à avoine ; en trèfle en graines, 1/60 pour le trèfle ordinaire, et 1/60 pour le trèfle incarnat, sans nuire aux jachères.

Dans l'arrondissement d'Yvetot on fixe pour le trèfle incarnat 1/10, — pois, vesce, dragée, 1/10, — colza, 1/12, sauf à Fontaine où il est de 1/10, — à Saint-Valery, 1/7 pendant les six premières années pour les baux de neuf ans, et de 1/9 à 1/10 pour les trois dernières années, et à Veules de 1/8 à 1/9, — seigle, 1/30, — lin, 1/30, — pommes de terre, carottes, navets, 1/30, — orge, 1/100, — jachères, 1/12.

A Tôtes, la 2e sole se divise ainsi : avoine et orge, moitié ou 5/10,

---

(1) Compost, du mot latin *compositus*, composé. Ici, ce mot signifie manière dont l'assolement, ou culture du sol, est composé.

— vesce, 2/10 et demi, — betteraves, un demi 10ᵉ, — trèfle incarnat, 1/10, — minette, 1/10; — et la 3ᵉ sole : trèfle, 1/2, — colza, 1/4, — betteraves, minette et trèfle rouge, 1/4.

A Longueville, la 3ᵉ sole comprend 1/3 de colza, et le reste en menus grains; il est fait peu de seigle et de trèfle incarnat.

A Offranville, la 3ᵉ sole contient moitié trèfle et moitié colza.

A Pavilly, on fait 1/10 de colza et 1/30 d'orge; le lin n'est pas admis dans la 3ᵉ sole.

A Darnétal, 1/10 de colza.

A Buchy, l'assolement comprend 1/3 en blé, 1/3 en avoine et 1/3 en récoltes diverses et jachères. Toutefois 1/10 de la sole de blé ou de la sole d'avoine, est employé à faire du seigle. On fait très-peu d'orge, dans ce cas 1/10 sur la sole d'avoine. Le colza est peu cultivé.

A Forges, il consiste en : 1ʳᵉ sole, blé et seigle; 2ᵉ sole, avoine et orge; — 3ᵉ sole, trèfle, pois et vesce.

A Londinières, il se règle ainsi : 1ʳᵉ sole, blé; — 2ᵉ sole, 4/5 avoine, 1/10 seigle et 1/10 orge; — 3ᵉ sole, 1/2 en trèfle ordinaire et trèfle incarnat, et 1/2 en pois, vesce et minette.

A Saint-Saëns, il comprend : 1ʳᵉ sole, blé 95 0/0, seigle 5 0/0; — 2ᵉ sole, avoine 47.50 0/0, orge 2.50 0/0, minette 5 0/0, trèfle ordinaire 15 0/0, trèfle incarnat 2.50 0/0, vesce 20 0/0, pois 6.50 0/0, pommes de terre 1 0/0; et la 3ᵉ sole, jachères pures 11 0/0, prairies artificielles 89 0/0.

Enfin à Eu, d'après un travail qui date de 1862, les proportions d'assolement se traduisent ainsi :

Blé d'hiver 59/200, blé de printemps 2/200, méteil 9/200, seigle 4/200, orge 3/200, avoine 42/200, trèfle 27/200, colza 16/200, chanvre 6/200, lin 2/200, betteraves 2/200 et pommes de terre 1/200.

La culture du trèfle incarnat n'est pas en usage dans les cantons de Neufchâtel, Blangy, Forges et Aumale, néanmoins depuis quelques années il en est fait une petite quantité. Dans ce dernier canton on ne fait pas non plus de racines.

Les trois soles se cultivent dans les proportions ci-dessus indiquées, eu égard à la contenance totale des terres arables, et défalcation faite des luzernes et sainfoins ou bourgognes qui sont considérés comme herbages (1).

A Buchy, sur la contenance entière de la ferme, le fermier peut prélever 1/10 pour faire de la luzerne et du sainfoin. — A Aumale, les luzernes et sainfoins, après défrichement, sont suivis de deux récoltes d'avoine successives, puis remis à la sole ordinaire.

ART. 57.

L'assolement biennal se divise ainsi :

La 1re sole comprend la moitié de la ferme en blé,

Et la 2e sole comprend l'autre moitié qui se divise, sans proportions fixes, entre toutes les cultures énumérées dans les 2e et 3e soles de l'assolement triennal.

A Duclair, cette 2e sole se compose en majeure partie de haricots et le surplus en récoltes diverses (2).

A Eu, l'assolement biennal consiste à faire successivement blé et chanvre, blé et lin, de manière à récolter le blé une fois tous les deux ans.

ART. 58.

Pendant les trois dernières années du bail, ou les deux dernières selon l'assolement, le mode de culture doit être rigoureusement observé; durant les autres périodes on tolère une modification à cette culture, sauf toutefois à Yvetot, Buchy et Clères ou l'assolement doit être maintenu pendant toute la durée du bail.

---

(1) On tend à avoir 1/10 en herbages.

(2) A Duclair, le fermier qui fait des haricots est tenu préalablement de donner une bonne et complète fumure; l'année suivante le blé se fait sans fumier sur la même terre.

ART. 59.

Dans l'arrondissement d'Yvetot, pour les fermes de 7 hectares et au-dessous, le fermier peut faire du blé deux fois en cinq ans et aménager ses terres en conséquence.

Le canton de Valmont n'admet l'exception que pour les fermes d'une contenance de 5 hectares 46 arcs 45 centiares et au-dessous.

Celui d'Ourville ne la pratique que pour celles de 5 hectares 28 arcs 75 centiares, mais à la condition de ne pouvoir semer de blé que tous les deux ans, de l'avoine, du trèfle ou de l'orge que tous les cinq ans et du colza que tous les dix ans.

Dans celui de Caudebec les fermiers d'exploitations inférieures à 3 hectares, et surtout dans les terres fortes, peuvent faire du blé tous les deux ans. Alors l'assolement biennal se règle ainsi : blé, seigle, 3/6; trèfle, 1/6; pois, vesce, 1/6; trèfle incarnat, pommes de terre et fèves, 1/6.

ART. 60.

Lorsqu'une maison est louée avec une seule pièce de terre de peu d'étendue, on ne divise pas l'assolement, on l'alterne.

Il en est de même pour une petite pièce de terre nue dont la contenance ne permet pas la division de l'assolement.

ART. 61.

Le réglement des indemnités pour contravention aux articles 56 et 57 est laissé à l'appréciation des tribunaux.

Le dessolement ou dessaisonnement et l'effritage sont formellement interdits (1).

---

(1) Dessoler ou dessaisonner, c'est changer l'assolement ; effriter, c'est labourer trop profondément le sol de manière à ramener à la surface une terre inféconde.

§ IV. — Labours et Semences. — Jachères.

ART. 62.

Pour semer le blé sur jachères pures, l'usage est de donner quatre labours :
Le 1er de décembre à février, retourner ;
Le 2e en mai, biner ;
Le 3e en juillet, enfouir le fumier,
Et le 4e en octobre, labourer à grain.
Saint-Valery seul exige cinq labours. Elbeuf, Grand-Couronne, Neufchâtel, Longueville et Caudebec trois.

Lorsque le blé se fait sur une terre précédemment chargée en trèfle, on donne un premier labour dit rivet et un labour à la charrue. Pour les autres terres il faut deux labours, sauf à Cany et à Saint-Valery où il est d'usage d'en faire trois.

Tous les labours doivent être suivis de hersage.

Dans le canton de Caudebec (rive droite) on règle le labourage des patis, savoir : 1/3 au 5 août, 1/3 au 15 septembre et 1/3 à Saint-Michel.

A Valmont, 1er labour, le 15 juillet ; 2e labour, le 25 août ; le 3e à Saint-Michel.

ART. 63.

L'ensemencement des mars exige au moins deux labours suivis également de hersage.

Cet ensemencement comprend l'avoine, le trèfle qu'on sème dedans, l'orge, les pois, la vesce, le lin, les racines et le blé de printemps.

A Saint-Valery on fait trois ou quatre labours suivant l'état des terres, et à Darnétal quatre labours pour le lin et les racines.

ART. 64.

Dans certains cantons, aussitôt le blé enlevé, on donne un léger labour et on sème de la rabette ou de la minette qu'on fait manger sur place par les bestiaux avant de les rentrer à l'étable où à la bergerie.

Cet usage n'est pas suivi à Elbeuf, Darnétal, Buchy, Pavilly, Saint-Valery, Offranville et Envermeu.

ART. 65.

Les jachères pures ne sont presque plus en usage ; une partie de la sole réservée à cet effet est semée en menus grains, notamment en trèfle incarnat à pâturer sur place.

La quantité de terre que le fermier sortant doit laisser de la sole comme jachère pure est de :

1/2 à Montivilliers ;

1/3 à Bolbec, Fécamp, Saint-Valery, Eu, Envermeu et Aumale ;

1/4 à Yvetot, Fauville, Ourville, Neufchâtel, Blangy et Argueil ;

1/5 à Doudeville et Pavilly ;

1/6 à Saint-Romain, Lillebonne, Goderville, Criquetot et Fontaine ;

1/9 à Offranville et Saint-Saëns ;

1/10 à Caudebec, Yerville, Valmont, Cany, Bacqueville et Buchy,

Et à Gournay la totalité de la sole.

ART. 66.

L'usage des jachères n'existe pas pour les petites fermes d'une contenance de 7 hectares et au-dessous.

Cette contenance est à Criquetot de 6 hectares 81 ares ; à Valmont de 5 hectares 46 ares 45 centiares, et à Saint-Valery de 5 hectares et au-dessous également.

Il n'y a pas d'exception à Yvetot, Offranville et Gournay.

3

ART. 67.

Si le blé vient à manquer, le fermier sortant a droit de le remplacer par une autre récolte qui varie suivant les cantons.

Il ne peut le remplacer que :

Par du blé de printemps à Duclair, Buchy, Clères, Tôtes, Yerville, Doudeville, Fauville, Ourville, Saint-Valery, Fontaine, Neufchâtel, Blangy, Eu et Envermeu ;

Par du blé de printemps ou de l'orge à Maromme, le Havre, Montivilliers, Saint-Romain, Lillebonne, Goderville, Criquetot, Cany, Bacqueville, Bellencombre, Londinières, Blangy, Aumale, Forges, Argueil et Gournay ;

Par du blé de printemps, de l'orge, des pommes de terre ou des racines à Elbeuf, Yvetot, Valmont, Fécamp et Bolbec ;

Par du blé de printemps, des pois et de la vesce à Pavilly ;

Par toutes les semences dites de mars à Darnétal, Boos, Caudebec, Dieppe, Offranville et Saint-Saëns ;

A Longueville on remplace le plus généralement par des carottes.

Pour faire cette semence de remplacement, il peut labourer et herser la terre, sauf au Havre, Montivilliers et Cany où il doit seulement herser.

ART. 68.

Si le trèfle ordinaire vient à manquer, le fermier sortant peut le remplacer par des plantes fourragères, sauf à Neufchâtel, Forges, Aumale, Blangy et Longueville où le remplacement est interdit.

Ce remplacement doit avoir lieu :

A Bolbec, Fontaine, Bellencombre, Offranville et Argueil, en pois et vesce ;

A Fécamp, en pois, vesce et colza ;

A Duclair et Ourville, en vesce et trèfle incarnat d'été ;

Au Havre, Fauville, Saint-Valery, Bacqueville, Eu et Londinières, en vesce seulement ;

A Doudeville et Yerville en trèfle incarnat d'été.

Ces récoltes doivent être consommées en vert et sur place.

Par exception, le fermier sortant peut les faucher en vert à Darnétal, Boos, Maromme, le Havre, Caudebec, Doudeville, Valmont, Fontaine, Dieppe, Offranville, Envermeu, Bellencombre, Saint-Saëns et Argueil.

Il peut aussi les récolter à Yvetot, Pavilly et Buchy, mais seulement dans la proportion de ses droits au trèfle.

La consommation de ces récoltes en vert peut avoir lieu jusqu'à la fin de la jouissance du fermier, sauf dans les cantons suivants où elle doit être effectuée, savoir :

A Pavilly et à Eu, le 1ᵉʳ septembre, ainsi qu'à Darnétal pour celles qui sont fauchées ;

A Fauville, avant le 15 du même mois ;

A Yvetot, 1/3 avant le 25 août ; 1/3 avant le 15 septembre, et 1/3 à Saint-Michel,

Et à Londinières, pour l'époque où les blés sont libres pour le pâturage des moutons.

ART. 69.

Si le trèfle incarnat fait par le fermier sortant dans les terres destinées à être livrées comme jachères vient à manquer, il peut le remplacer également par des plantes fourragères.

Cette faculté lui est interdite entièrement à Yvetot, Fauville, Yerville, Doudeville, Dieppe, Offranville, Bellencombre, Eu, Blangy, Aumale, Forges et Buchy.

Il peut en remplacer seulement la moitié aussi en plantes fourragères, vesce ou dragée, à Darnétal, Boos, Maromme, Pavilly, Clères, Montivilliers, Saint-Romain, Lillebonne, Goderville, Criquetot, Valmont et Fontaine ;

A Duclair et Fécamp, en vesce et pois ;

Au Havre et Saint-Saëns, en vesce et plantes fourragères ;

A Cany, en seigle vert,

Et à Bacqueville, en vesce seulement.

Cette récolte de remplacement doit aussi être consommée en vert et sur place, et le terrain livré à Saint-Jean, sauf à Darnétal, Boos et Envermeu où il est permis de la faire manger en vert à l'étable.

ART. 70.

Si le trèfle incarnat vient à manquer dans une terre qui n'est pas destinée à être livrée comme jachère, les droits du fermier sortant sont les mêmes que ceux indiqués à l'article 69 ci-dessus, avec les deux seules modifications qui suivent :

Le remplacement par une autre récolte lui est permis, sauf à Dieppe et Ourville. Toutefois à Offranville il ne peut semer les plantes fourragères rentrant dans le compost à blé.

Il peut récolter au lieu d'être obligé de consommer sur place, excepté à Saint-Valery et Fauville.

§ V. — Pailles et Fumiers. — Marnage.

ART. 71.

Les pailles et fumiers appartiennent au fonds, aucune partie n'en peut être distraite, et le fermier doit les employer en totalité sur la ferme. Ils sont immeubles par destination, conformément à l'article 524 du Code civil.

Il n'y a d'exception que pour la paille de seigle, dans les cantons de Duclair, Caudebec, Lillebonne, Yerville et Fontaine.

ART. 72.

Si le fermier a apporté les pailles, il a droit de remporter celles qui proviennent de sa dernière récolte, sauf le droit de rétention du propriétaire résultant de l'article 1778 du code civil.

A Eu, quelque soit le mode de culture, les pailles et fumiers doivent être laissés sur place par le fermier sortant sans indemnité.

ART. 73.

Les fumiers doivent être transportés sur les terres de juillet à septembre lorsqu'il s'agit de jachères, et en septembre et octobre lorsque les terres ont été chargées;

A Duclair, leur transport a lieu généralement d'août à la fin d'octobre, sauf pour la culture des haricots qui se fait en avril et mai;

A Longueville, ils doivent être portés en octobre et novembre;

A Londinières, on les transporte aussi de janvier à avril.

Ils appartiennent en général à la sole du blé; on peut, en outre, fumer la terre destinée au lin, au colza, aux pépinières à colza et aux racines, pois et vesces.

A Yvetot, on admet qu'un quart du fumier peut être employé pour les mars auxquels doit succéder la plantation du colza;

A Buchy, les fumiers doivent être employés en totalité pour le compost à blé. — Il en est de même à Saint-Saëns où on doit les transporter 2/3 en février et 1/3 en août et septembre, et à Fécamp pour la dernière année de jouissance.

A Forges, ils appartiennent aussi en totalité à la sole du blé dans les communes de grande culture et à toutes les soles dans celles où les herbages dominent; leur transport s'effectue en mars, juin et septembre, et s'il y a excédant le fermier doit le mettre sur les prés fauchables, lorsque la seconde herbe est récoltée ou quand elle est pâturée.

Enfin à Eu, après le 24 juin, l'emploi des fumiers est réglé par le fermier sortant.

ART. 74.

L'emploi du fumier sur les terres, autres que le compost à blé, est déterminé par les besoins de chaque partie de la culture.

Pour les terres écalées, le fermier n'est soumis qu'à l'obligation de les fumer convenablement.

Lorsqu'elles sont louées à un locataire qui exploite un corps de ferme, elles n'ont droit aux fumiers qu'autant que les récoltes qui en proviennent sont engrangées et consommées sur cette ferme, et cela proportionnellement à leur étendue et à leur culture.

A Duclair, elles n'y ont pas droit la dernière année de jouissance;

A Saint-Valery, elles n'y ont droit cette même année qu'autant qu'elles forment un compost de 7 hectares, et à Saint-Romain elles n'y ont jamais droit;

A Longueville, les fumiers provenant des récoltes des terres écalées appartiennent à ces terres.

Le fermier des terres écalées doit fumer, la dernière année, la partie des terres destinée au compost à blé de son successeur et lui produisant, à lui, des plantes fourragères, des racines et autres plantes épuisantes.

A Eu, il n'y est tenu qu'autant qu'il a reçu du fumier en entrant.

ART. 75.

L'usage de fumer au pied des arbres fruitiers n'est pas général; il est signalé dans les arrondissements du Havre et d'Yvetot (moins Fécamp et Fontaine) et dans les cantons d'Elbeuf, Maromme, Duclair, Clères, Longueville, Offranville, Eu et Londinières. Toutefois, Doudeville, Saint-Valery et Pavilly n'admettent cette obligation qu'à l'égard des arbres fruitiers ayant moins de vingt ans.

On doit mettre des engrais tous les trois ans.

ART. 76.

En cas de partage d'une ferme ou de sa vente en détail, les fumiers doivent être attribués pour 3/5 au compost à blé; pour 1/5 aux terres ayant produit du blé depuis deux ans; pour 1/10 aux bléris fumés depuis un an, et 1/10 aux masures et herbages.

A Pavilly, Saint-Romain et Londinières, tous les fumiers sont attribués à la sole qui doit recevoir le blé.

A Offranville, ils sont aussi attribués à la sole à blé, sauf une petite partie pour les herbages et la jachère qui doit porter le colza.

A Longueville, le partage des fumiers a lieu par chaque lot, plus ou moins, selon les composts.

Les terres écalées qui ont été confondues pendant toute la durée du bail dans l'assolement de la ferme, et dont la première récolte a été consommée sur l'exploitation sans en avoir reçu aucun engrais, ont droit à ce partage dans la proportion de leur contenance et selon la nature de leur culture.

A Neufchâtel, elles n'y ont droit qu'autant que le fermier a reçu des fumiers lors de son entrée;

A Saint-Romain, elles n'y ont jamais droit.

ART. 77.

Indépendamment de l'emploi des fumiers, le fermier est obligé de faire parquer ses moutons sur les terres de sa ferme du mois de mai au commencement de novembre.

Le parcage lui est absolument interdit sur d'autres terres.

Le parcage des vaches est en usage du printemps à l'automne dans l'arrondissement de Neufchâtel et dans les cantons de Buchy, Bellencombre, Boos, Pavilly, Cany, Valmont et Eu.

ART. 78.

Le marnage des terres est en usage dans le département; il est appliqué selon la nature du sol et généralement on l'emploie tous les vingt à vingt-cinq ans; il doit faire l'objet d'une convention entre le bailleur et le preneur (1).

---

(1) La quantité de marne à donner par hectare ne pouvant être précisée à cause de la composition du sol, on peut dire cependant qu'elle varie entre 200 et 400 hectolitres.

Celui qui veut percer un puits pour extraire de la marne doit, sous peine d'amende, en obtenir l'autorisation du Préfet. Cette mesure est d'ordre public.

§ VI. — Entretien et Réparations.

ART. 79.

Outre les réparations locatives résultant de l'article 1754 du Code civil et celles énumérées à l'article 18 ci-dessus, le fermier est encore tenu de réparer et entretenir : 1° les murailles de tous les bâtiments de service et d'exploitation jusqu'à 1 mètre de hauteur, tant à l'extérieur qu'à l'intérieur; 2° les mangeoires, rateliers, porte-harnais, établis, lits et autres ustensiles garnissant les écuries et les étables; 3° les garde-grains et tout ce qui, dans une grange, peut être considéré comme dégradation sur toute la hauteur du corps carré des murailles intérieures; 4° les aires de tous les bâtiments, fussent-elles pavées, ainsi que celles des greniers et des granges.

Lorsque les aires des granges sont planchéiées, le fermier est aussi tenu aux réparations de menu entretien. A Saint-Valery, le bois est fourni par le propriétaire. A Tôtes et Envermeu, il n'y a pas d'usage.

A Saint-Romain et à Eu, le fermier doit en outre réparer les terris et plâtrages des murailles dans toute la hauteur des bâtiments.

A Saint-Saëns, il doit dans les vacheries réparer les murs jusqu'à la hauteur de 1 mètre 66.

A Forges, il est également obligé de réparer tout ce qui est dégradé, autrement que par la pluie, l'intempérie des saisons et la vétusté, aux murailles des bâtiments en général, sans qu'il y ait une hauteur déterminée.

ART. 80.

Il est aussi tenu à la réparation des ustensiles du pressoir.

Ces ustensiles étant très-diversemént appréciés par les différents cantons, il est nécessaire de faire une énumération complète :

Au Havre, Montivilliers, Yvetot, Saint-Valery, Dieppe, Offranville, Neufchâtel et Argueil, tous les ustensiles ;

A Bolbec, la faisselle, les clés en bois, les chouquets, les cuves et la pilerie ;

A Criquetot et Ourville, la faisselle, les cuves et la pilerie ;

A Fécamp, Goderville, Lillebonne, Cany, Ourville, Bacqueville, Buchy, Bellencombre, Londinières et Envermeu, les cuves ;

A Saint-Romain, les cuves, la pilerie, l'entonnoir, la faisselle, le couteau et les ustensiles de pression ;

A Caudebec, les cuves et les dents du rouet ;

A Fontaine, les cuves et la pilerie ;

A Tôtes, les cuves, tours et chouquets, mais le propriétaire fournit les matériaux ;

A Boos, la pile, meule, tablier, cric, rouet, les brochaux, clés, couteau et les cuves. La faisselle du tablier doit être levée tous les ans ;

A Elbeuf, les cercles des cuves et le tablier du pressoir ou faisselle ;

A Maromme, les cercles des cuves ;

A Clères, les cuves, couteau, chouquets et clés ;

A Darnétal, la faisselle, le tablier, la vis et son écrou, les clés, hec, couteau, cuves et autres ustensiles, à moins que le fermier ne prouve que la détérioration vienne de la vétusté seule. En outre la faisselle doit être démontée tous les ans ;

A Pavilly, les cuves, réservoirs, trémies et faisselle. Pour cette dernière partie, il faut qu'il y ait eu négligence du fermier ;

A Duclair, les cuves, la clé à presser, le démontage et le remontage annuel de la faisselle ;

A Forges, les cuves, chevilles du rouet, chouquets et les clés de l'arbre;

A Buchy, les cuves qui doivent être tenues bien cerclées et le pressoir bien chevillé;

A Saint-Saëns, les cuves, tour et pourtour du manége; en outre le fermier est obligé de nourrir les ouvriers employés aux grosses réparations du mécanisme et de l'arbre du pressoir;

A Blangy, toutes les menues réparations du tour, le mécanisme et les ustensiles;

A Aumale, les cuves, abloches, tables et vis;

A Gournay, les cuves, la pile, meule, faisselle, rouet, levier et clés;

A Eu, le propriétaire ne possède généralement que la presse, que le locataire doit entretenir.

ART. 81.

Les réparations au four que le fermier est obligé de faire sont : celles du pavage, de la motte à l'extérieur et à l'intérieur, et de la fermeture de la bouche.

A Saint-Valery, il doit en outre entretenir les contre-cœur et jambettes de la cheminée.

A Eu, Forges et Argueil, il n'est tenu qu'à la réparation du pavage et de l'orifice du four.

A Saint-Saëns, la réparation du four est à la charge du propriétaire.

Les ustensiles du four étant, sauf de rares exceptions, apportés par le fermier, il n'est pas possible de constater d'usage; toutefois, quand ils sont la propriété du bailleur, ils doivent être entretenus et réparés à Criquetot, Saint-Valery et Saint-Saëns.

ART. 82.

En l'absence de toute convention, l'usage oblige le fermier à faire aux couvertures en paille toutes les réparations d'entretien, lorsque la ferme produit elle-même des pailles.

Il n'y est pas tenu dans les cantons suivants : Boos (1), Grand-Couronne, Duclair, Buchy, Clères, Tôtes, Longueville, Offranville, Dieppe, Eu, Envermeu, Londinières, Blangy, Saint-Saëns, Forges, Argueil et Gournay. — Il en est de même à Saint-Romain pour les petites fermes dont la contenance ne dépasse pas 1 hectare 50.

Dans l'arrondissement du Havre (moins Criquetot), dans celui d'Yvetot (moins Caudebec, Cany et Valmont), et dans le canton de Pavilly, le fermier doit en outre, comme réparation, faire à neuf 1/18 des couvertures chaque année, en fournissant à ses frais tous les accessoires. — La découverture appartient au fonds.

ART. 83.

Les réparations des couvertures, autres que celles en paille, sont à la charge du propriétaire.

Dans les cantons de Saint-Valery et de Fontaine, la réparation de ces couvertures est à la charge des locataires lorsqu'elle n'excède pas un mètre carré à chaque endroit endommagé.

A Saint-Romain, le fermier doit faire mettre des ardoises, de la tuile et du zinc aux endroits où il en manque, sans être tenu cependant de réparer les dégradations résultant de cas fortuits.

ART. 84.

Lorsque le fermier est tenu de faire par année un nombre

---

(1) Un jugement rendu par le tribunal civil de Rouen, le 19 décembre 1876, a fixé ainsi l'usage pour le canton de Boos. Ce jugement est ainsi conçu :

Attendu que les parties n'ont arrêté par écrit aucune convention relativement au remplacement des couvertures ou à leur entretien ; qu'à défaut de stipulation formelle le preneur n'est tenu que des réparations locatives prévues par la loi, et des travaux qui lui sont imposés par l'usage des lieux ; et que, quant à cet usage, dans le canton de Boos, il résulte des documents produits devant le tribunal, que le fermier n'est pas obligé de contribuer au remplacement ou à l'entretien des couvertures. — Par ces motifs, le tribunal déclare mal fondée la demande du bailleur, la rejette et le condamne aux dépens.

déterminé de mètres de couvertures en paille, l'épaisseur de la couverture doit être de 30 à 33 centimètres, bien liée et serrée. — Lillebonne, Saint-Valery, Clères, Saint-Saëns, admettent 28 centimètres. — Darnétal, 25. — A Saint-Romain, il doit employer 2 botteaux 1/2 par chaque mètre de 33 centimètres, ou 104 botteaux pour 48 mètres. — A Yvetot, 2 bottes 1/4. — A Tôtes et Envermeu, 2 bottes, et à Forges, 1 botte 7/10.

Le fermier doit, en outre, fournir les accessoires nécessaires tels que gaulettes, pleyons, ronces, clous et lattes. — Le chevron est toujours à la charge du propriétaire.

ART. 85.

Lorsque l'obligation imposée au fermier consiste à fournir un nombre déterminé de gerbées, le poids ou la circonférence de ces gerbées est réglé par l'usage.

La circonférence doit être de 1 mètre 33 à 1 mètre 66.

Le poids, de 12 à 15 kilogrammes.

Dans l'arrondissement du Havre et les cantons de Caudebec et Duclair, c'est le poids de la gerbée qui est déterminé par l'usage. Par exception, à Duclair, le poids n'est que de 5 à 6 kilogrammes.

C'est, au contraire, la circonférence qui est déterminée dans les arrondissements d'Yvetot, de Dieppe et Neufchâtel (moins Caudebec et Eu), et dans les cantons de Boos, Pavilly, Maromme, Clères et Buchy.

Néanmoins à Dieppe, Fauville, Valmont, Elbeuf et Grand-Couronne, on se règle tout à la fois sur la circonférence et sur le poids.

L'usage n'est pas bien suivi dans les autres cantons.

ART. 86.

Le fermier doit encore réparer et entretenir les barrières et pâlis, les échelles, les marches des montées, les crémaillères des greniers,

dites casse-cou, et les perchis, dans les arrondissements de Dieppe
et d'Yvetot (moins Caudebec et Doudeville), et dans les cantons de
Bolbec, Saint-Romain, Montivilliers, Criquetot, Goderville, Elbeuf,
Boos, Pavilly, Clères, Gournay, Forges, Argueil, Aumale et Londinières.

Dans ceux de Lillebonne, Caudebec, Duclair et Blangy, mêmes
obligations, sauf les réparations des marches et montées des greniers. En outre, dans ce dernier canton, il n'est pas tenu de réparer
les barrières.

A Doudeville, le fermier doit la réparation des échelles et marches
seulement.

Au Havre, des échelles seules.

A Fécamp, Longueville, Neufchâtel, Maromme et Grand-Couronne, il ne doit la réparation que des barrières et pâlis, et en plus
des échelles, à Longueville. A Saint-Saëns, il n'est tenu qu'à l'entretien des crémaillères.

Dans tous les cantons, il est exonéré de toutes ces réparations
lorsqu'elles résultent de vétusté.

ART. 87.

Il doit entretenir, lier et tondre les haies vives ordinaires une fois
par an, du 15 juin au 15 juillet, sauf à Caudebec, Cany, Saint-
Valery et Longueville, où il doit les tondre deux fois, en mars et
juillet. Il est tenu de les serfouir au pied, au printemps. — Il doit
aussi entretenir les haies de pied et les élaguer aux époques et de la
manière indiquées à l'article 183 ci-après.

Pour les haies sèches, il doit les maintenir sans vides et bien liées.

Pour les clôtures ou barrages, soit en fil de fer, soit en bois, il
doit la réparation des fils brisés et le remplacement des barres man-
quantes, sauf vétusté.

Il est également tenu à la réparation des murs de clôture, mais
jusqu'à 1 mètre de hauteur seulement. Le canton de Saint-Valery
y ajoute la réparation des couvertures de ces murs.

ART. 88.

Le fermier est aussi tenu de serfouir les jeunes arbres fruitiers des masures et herbages tous les trois ans (1), et de remplacer ceux qui meurent ou sont abattus par le vent, lorsqu'il profite de leur tombe. A Tôtes, Buchy, Eu et Envermeu, il n'est pas obligé au serfouissage.

Il doit armer les entes plantées par lui dans les masures et herbages, entretenir l'armature de celles plantées par le propriétaire, et empailler celles qui sont dans les terres de labour.

A Yvetot, Saint-Romain et Criquetot, il doit armer toutes les entes, qu'elles soient plantées par lui ou par le propriétaire.

A Saint-Valery, il est tenu d'armer les entes qu'il doit remplacer, et le propriétaire fournit le bois.

Par exception, à Tôtes et Envermeu, il n'y est pas assujetti.

Il est obligé à l'élagage ou émondage des pommiers, à l'enlèvement du bois mort et à la taille des arbres d'espalier et quenouilles du jardin.

A Saint-Romain, Criquetot, Fécamp, Saint-Valery, Tôtes, Longueville, Offranville, Eu, Envermeu et Forges, il n'est point tenu à l'élagage.

ART. 89.

L'ébranchage des arbres de haute futaie appartient au fermier qui doit relever les fossés en talus, en dedans et en dehors, sans en diminuer l'épaisseur. Les coupes doivent être égales, autant que possible, et être menées par neuvième, sans anticipation d'une coupe sur l'autre.

ART. 90.

Il est encore tenu chaque année dans les masures, herbages et

---

(1) On considère comme jeunes arbres fruitiers tous ceux qui ont moins de 20 ans.

prairies d'arracher les mauvaises plantes, telles que ronces, orties, chardons, épines et autres.

ART. 91.

Il n'est pas obligé, sans convention, à la réparations des chemins ou chaussées servant spécialement à l'exploitation de la ferme. — Toutefois, il y est assujetti à Pavilly, Saint-Romain, Criquetot, Eu, Buchy, Saint-Saëns et Argueil. Il doit seulement les laisser en bon état lors de sa sortie, à Darnétal, Duclair et Caudebec.

Le curage des mares et des rivières, canaux, fossés et rigoles qui traversent ou longent les terres est à sa charge.

Dans les cantons de Lillebonne, Montivilliers, Saint-Romain, Ourville, Cany, Longueville, Dieppe, Eu, Saint-Saëns, Blangy, Londinières, Aumale, Argueil, Gournay, Duclair, Darnétal et Pavilly, il est en outre tenu de l'entretien des vannes et ponts, mais non de leur remplacement en cas de vétusté.

ART. 92.

Il est d'un usage général, mais non obligatoire, que le fermier fournisse la boisson aux ouvriers qui travaillent pour le bailleur aux bâtiments de la ferme. Il retient, en compensation, les copeaux des bois et les rognures des vieux bois sans emploi possible.

Cet usage, qui résulte de stipulations de baux écrits, n'est pas pratiqué à Grand-Couronne, Neufchâtel, Saint-Saëns, Forges, Buchy, Eu, Offranville, Longueville, Tôtes, Fontaine et Caudebec.

ART. 93.

Lorsque le fermier est obligé à faire des charriages pour le compte du bailleur, ces charriages ne peuvent s'arrérager. — Il en est de même pour les fournitures et faisances.

Par exception, Caudebec et Saint-Valery admettent qu'ils peuvent s'arrérager. — Saint-Saëns et Forges admettent seulement que les fournitures et faisances peuvent être réclamées l'année suivante.

ART. 94.

Toutes les réparations locatives doivent être faites pour le jour de la sortie, soit à Saint-Michel, soit à la mi-mars.

Néanmoins, la réparation des bâtiments que l'usage autorise le fermier à conserver après l'expiration du bail peut n'être faite qu'au moment de la remise de ces bâtiments. Cette remise a lieu aux époques indiquées aux articles 109, 110 et 113, ci-après.

A Yvetot et Clères, le fermier, après sa sortie, perd le droit de faire lui-même ses réparations; elles sont alors estimées et le prix fixé est payé par lui.

La réparation des haies peut être faite jusqu'au 15 avril.

L'usage donne au propriétaire une année de recours contre le fermier pour le défaut des réparations locatives restant à faire.

§ VII. — **Rapports entre le Fermier entrant et le Fermier sortant.**

1° Bâtiments à livrer au fermier entrant.

ART. 95.

Le fermier entrant, lorsqu'il a une culture préparatoire à faire, a droit à un logement provisoire pour lui, ses domestiques et ses chevaux.

Par exception, à Saint-Valery, ce droit n'existe pas pour les fermes au-dessous de 7 hectares.

A Grand-Couronne, il n'a aucun droit dans aucun cas.

ART. 96.

Le logement qui doit être délivré au fermier entrant, comme logement personnel, est le four ou une chambre à feu dans la maison, avec la distinction suivante :

Dans l'arrondissement du Havre (1) et dans les cantons de Boos, Cany, Ourville, Yerville, Longueville, Offranville, Argueil, Buchy et Aumale, on ne doit lui délivrer une chambre de l'habitation qu'à défaut de four.

A Elbeuf, Darnétal, Duclair, Caudebec, Yvetot, Valmont, Fauville, Doudeville, Fontaine, Saint-Valery, Dieppe, Envermeu, Bacqueville, Tôtes, Bellencombre, Forges, Saint-Saëns et Gournay, le fermier entrant a droit à une chambre à feu dans la maison ; le four ne doit lui être délivré qu'à défaut de chambre.

A Maromme, Pavilly, Neufchâtel, Blangy et Londinières, le fermier n'a droit qu'au four seulement.

Lorsque le four n'est pas délivré au fermier entrant comme logement, il n'a pas le droit de s'en servir pour la cuisson de son pain dans les cantons de Neufchâtel, Argueil, Gournay, Forges, Aumale, Eu, Envermeu, Buchy, Boos et Clères. Il a ce droit dans les autres cantons.

Le fermier sortant conserve partout le droit de cuire au four, même lorsqu'il l'a livré comme logement au fermier entrant. Ce droit est d'un jour par semaine dans l'arrondissement du Havre.

L'un et l'autre doivent se prévenir deux jours à l'avance de leur intention de cuire.

---

(1) Les bâtiments à livrer au fermier entrant, tels qu'ils sont indiqués aux articles 96 et suivants, pour l'arrondissement du Havre, ont été déterminés par la Société d'agriculture de cet arrondissement dans sa délibération du 15 janvier 1866.

ART. 97.

Le fermier entrant a droit à une écurie pour loger les chevaux qui lui sont nécessaires pour sa culture.

Il doit lui être délivré la plus petite écurie, s'il y en a deux, et, s'il n'y en a qu'une, un nombre suffisant de places dans celle-ci. Si la petite écurie ne peut suffire, si les places vides de la grande sont insuffisantes, si enfin la seule écurie est prise en entier par les chevaux du fermier sortant, celui-ci est obligé de lui fournir une étable, une bergerie ou tout autre bâtiment convenable et suffisant.

A Doudeville, le fermier entrant a droit à l'écurie principale.

Le nombre des chevaux n'est pas limité dans la plupart des cantons, il est proportionné selon l'étendue des terres et les besoins de la culture. Darnétal indique 3 chevaux par charrue, sans fixer le nombre de charrues; Gournay, 3 chevaux, par 12 hectares; Yvetot, Yerville, Fauville, Saint-Valery et Bacqueville 4 chevaux par 25 hectares.

ART. 98.

Le logement provisoire doit être délivré à la Saint-Jean qui précède la sortie lorsque les baux commencent à la Saint-Michel.

L'arrondissement du Havre et les cantons de Clères et Ourville fixent le 1er mai.

Yvetot, Fauville, Valmont, Duclair, le 10 mai.

Darnétal, Yerville, Maromme et Pavilly, le 15 mai.

Dans le canton d'Ourville, le fermier sortant doit livrer le tiers des écuries du 1er mai à la Saint-Jean, et les deux autres tiers de Saint-Jean à Saint-Michel.

A Bolbec, le fermier entrant peut demander le logement pour tous ses bestiaux, chevaux et autres, lorsque le fermier sortant a vendu les siens.

ART. 99.

Lorsque les baux commencent au 15 mars, le logement doit être livré, savoir : à Envermeu, le 1er octobre précédent; à Forges et Gournay 16 mois avant l'entrée en jouissance; à Neufchâtel 17 mois 1/2 avant; à Eu et Argueil, 18 mois avant.

Les cantons de Londinières, Saint-Saëns, Aumale, Buchy, Blangy et Boos indiquent, pour époque de la livraison, le commencement des travaux préparatoires, sans autre fixation de date.

ART. 100.

Le fermier entrant peut, avant l'époque de son entrée en jouissance, apporter dans les bâtiments des grains, pailles et fourrages, mais il ne doit y introduire que ce qui est nécessaire à la nourriture des chevaux employés aux travaux préparatoires.

Les cantons de Duclair, Fauville, Doudeville, Saint-Valery, Yerville, Bacqueville fixent pour limite à cet apport la capacité des bâtiments auxquels a droit le fermier entrant.

ART. 101.

Il peut exiger la paille qui lui est nécessaire pour la litière seulement de ses chevaux, mais non pour leur nourriture.

Il ne peut en exiger ni pour la litière, ni pour la nourriture dans les arrondissements de Dieppe et Neufchâtel (moins Longueville et Saint-Saëns), ni dans les cantons de Duclair, Clères, Saint-Valery, Doudeville et Caudebec.

A Saint-Saëns, il a droit pour la litière à une botte par jour et par cheval.

A Yvetot, il a droit d'exiger pour la litière 6 bottes de paille courte du poids de chacune 6 kilogrammes par chaque hectare de terre.

ART. 102.

Les bâtiments qui doivent encore lui être délivrés sont un grenier ou portion de grenier en rapport avec l'importance de l'exploitation.

A Yvetot, Yerville, Valmont, Saint-Valery et Fontaine il a droit à 2/3;

A Fauville, Doudeville et Bacqueville, 1/3;

A Cany, Caudebec et Ourville 1/3.

Dans tous les cantons de l'arrondissement du Havre et dans ceux de Fauville, Doudeville, Pavilly et Bacqueville, il a droit, en outre, à la moitié des granges et battières; 1/3 à Ourville, et 2/3 à Yvetot, Yerville, Valmont, Saint-Valery et Fontaine;

A Maromme, Longueville et Offranville, à une grange quand il y en a deux, et à une portion de grange lorsqu'il n'y en a qu'une;

A Saint-Saëns, à une grange à défaut de grenier; et à Eu, à une grange ou portion de grange pouvant contenir un mois de nourriture pour les bestiaux.

Ces cantons sont les seuls dans lesquels il ait droit à une grange, dans tous les autres il n'a droit qu'aux greniers. De plus, à Offranville, il peut prendre possession de tous les bâtiments lorsque le fermier sortant est autorisé à vendre ou enlever sa récolte.

Si le propriétaire achète les pailles du fermier sortant, il a droit à la totalité des granges et des greniers à fourrages; à Darnétal, ce grenier doit pouvoir contenir 300 bottes.

Ces bâtiments doivent être livrés aux époques indiquées aux articles 98 et 99, pour la livraison du logement, sauf pour les granges, à Yvetot et Saint-Valery, qui doivent être remises à la Saint-Jean.

ART. 103.

Le fermier entrant a droit aussi à une portion de cellier, ou à un cellier, s'il y en a plusieurs, pour y mettre la provision de cidre nécessaire à sa consommation pendant ses travaux préparatoires, savoir :

Dans l'arrondissement du Havre, dès l'époque du brassage qui précède son entrée en jouissance;

Dans les cantons de Cany et Fontaine, dès le 1er novembre;

A Ourville, le 1er mai;

A Darnétal, Yerville et Maromme, le 15 mai;

A Duclair, Caudebec, Saint-Valery, Pavilly, Clères, Longueville et Saint-Saëns, à partir du jour de Saint-Jean;

A Gournay, à partir du 11 novembre qui précède de 16 mois l'époque de l'entrée en jouissance.

Dans les autres cantons, il n'a droit à aucune partie du cellier; il doit déposer son cidre dans l'un des bâtiments délivrés pour ses autres besoins.

ART. 104.

Il n'a droit au pressoir que dans les cantons suivants :

Bolbec et Ourville, à partir du 15 septembre;

Doudeville, Clères, Saint-Saëns et Maromme, à partir de la maturité des pommes, sans époque fixée et en alternant avec le fermier sortant de quinzaine en quinzaine;

A Offranville, Fontaine et Cany, il a ce droit dès l'année qui précède son entrée en jouissance.

Dans tous les autres cantons, le pressoir est réservé en entier au fermier sortant, sauf à Yvetot où il ne peut qu'y déposer ses pommes jusqu'au 15 décembre.

ART. 105.

Il n'a également droit à une partie des charreteries et bûchers que dans les cantons d'Elbeuf, Duclair, Bolbec, Montivilliers, Goderville, Caudebec, Saint-Valery et Darnétal, sans que cette partie soit déterminée;

Dans ceux d'Yvetot, d'Yerville et Ourville, où il a droit à 1/3 de ces bâtments,

Et à Fontaine, à 2/3.

ART. 106.

Partout il a droit à la jouissance en commun, avec le fermier sortant, des puits, citernes et mares et, une fois la semaine, au fourneau de la buanderie s'il en existe une, sauf toutefois à Buchy et à Saint-Saëns pour la buanderie.

A Blangy, il ne peut l'exiger qu'autant qu'elle est indépendante de la maison d'habitation.

2° *Bâtiments auxquels a droit le fermier sortant.*

ART. 107.

Les bâtiments que le fermier sortant peut conserver après la cessation de sa jouissance sont les mêmes que ceux qu'il avait livrés par anticipation au fermier rentrant, soit pour son logement et celui de ses domestiques, soit pour le logement des chevaux qui doivent enlever ses dernières récoltes.

Le canton d'Elbeuf seul ne lui accorde pas de logement personnel.

A Offranville, il n'a aucun droit lorsqu'il a vendu sa récolte.

ART. 108.

Pour les fermes dont la jouissance expire à Saint-Michel, le fermier a droit pour ses récoltes, savoir :

Dans les cantons de Boos, Buchy et Darnétal, aux granges, greniers, celliers et pressoir ;

A Duclair, aux granges et greniers ;

A Caudebec, Cany et Saint-Valery, au tiers des granges ;

A Dieppe et Elbeuf, à une portion non déterminée des granges;

A Clères, à toutes les granges;

A Tôtes, aux granges, cellier et pressoir, mais il perd son droit aux granges s'il vend sa récolte.

Dans l'arrondissement du Havre, il a droit, en outre des bâtiments ci-dessus indiqués, à un emplacement pour loger ses pommes à cidre, pommes de terre et racines.

ART. 109.

Il peut conserver ces bâtiments, savoir :

Dans l'arrondissement du Havre et les cantons de Valmont et Cany, jusqu'à Noël après sa sortie;

A Boos, jusqu'au 15 février;

A Fauville et Saint-Valery, jusqu'au 31 mars;

A Dieppe, Bacqueville, Offranville, Tôtes, Fontaine, Buchy, Maromme, Clères, Darnétal, Duclair, Caudebec, Pavilly et Doudeville, jusqu'à la Saint-Jean.

Les autres cantons ne déterminent pas l'époque où il doit les restituer.

ART. 110.

Le fermier sortant a encore droit au four pour cuire son pain dans les cantons suivants, savoir :

Dans l'arrondissement du Havre, jusqu'à Noël;

A Cany et Saint-Valery, jusqu'au 31 mars,

Et à Tôtes, Bacqueville, Offranville et Caudebec, jusqu'à Saint-Jean.

ART. 111.

Il a aussi droit aux mares, puits et citernes, tant qu'il conserve son logement personnel et ceux de ses chevaux.

ART. 112.

La dernière année de sa jouissance, il a droit de faire des meules de grain sur les terres de la ferme qui ne doivent point être cultivées avant l'hiver par le fermier entrant.

Il peut les conserver dans les cantons de Bolbec, Lillebonne, Goderville, Fécamp, Valmont et Caudebec, jusqu'à Noël ;

A Saint-Valery, jusqu'au 31 janvier ;

A Cany, Bacqueville, Maromme, Clères et Darnétal, jusqu'au 1er mars,

Et à Fauville, Yerville, Offranville, Dieppe et Buchy, jusqu'au 31 mars.

Cette faculté lui est interdite à Saint-Romain, Criquetot et Longueville.

ART. 113.

Dans les fermes dont les baux expirent le 15 mars (pays de Bray), le fermier sortant a droit de conserver jusqu'à la Saint-Jean un grenier à grains et un cellier, mais il doit avoir enlevé ses meules pour le jour de sa sortie.

A Saint-Saëns, il a en outre droit au four et à la buanderie, et à Blangy à la buanderie lorsqu'elle, est indépendante de la maison d'habitation ;

A Forges, il doit avoir enlevé les meules qui se trouvent sur les terres de seconde sole dès le 1er février ;

A Saint-Saëns et Gournay, dès le 1er mars.

ART. 114.

Le fermier entrant et le fermier sortant ont droit chacun à une clé des portes extérieures des cours ou masures, l'un du jour de la prise de possession de son logement provisoire, et l'autre jusqu'au jour de sa sortie définitive.

3° *Travaux préparatoires de culture.*

ART. 115.

Le fermier entrant peut, avant son entrée en jouissance, venir faire les labours pour sa première récolte conformément aux articles 116 et 117 ci-après, et son successeur doit, à cet effet, laisser les fumiers à sa disposition.

Le fermier sortant ne peut disposer d'aucune partie de ses fumiers, si ce n'est pour son compost à blé.

Il peut encore en porter sur les terres qu'il doit charger en colza, lin, pois, vesce ou pommes de terre, lorsque ces récoltes sont cultivées sur la sole à blé de son successeur.

Il est fait exception, à cet égard, pour les cantons de Darnétal, Buchy, Maromme, Pavilly, Duclair, Yvetot, Yerville, Ourville, Fécamp, Offranville, Bacqueville, Longueville, Envermeu, Eu, Neufchâtel, Argueil et Gournay, où le sortant ne peut fumer que son compost à blé.

A Darnétal, il n'a plus droit aux fumiers à partir du 1er janvier qui précède sa sortie, et à Clères à partir du 1er mai.

ART. 116.

Lorsque la jouissance a lieu le 29 septembre, le fermier entrant a droit, avant son entrée, de labourer toutes les terres dépouillées de leurs récoltes, les jachères franches, les jachères de trèfle incarnat, les terres de colza et les terres chargées en lin, pois, vesce ou seigle.

Pour les pâtis de trèfle ordinaire, il lui est interdit de les labourer avant son entrée en jouissance dans les cantons de Buchy, Boos, Darnétal, Clères, Fontaine, Criquetot, le Havre, Lillebonne, Montivilliers, Bacqueville, Longueville, Offranville, Tôtes, Dieppe et Saint-Saëns.

A Duclair, cette interdiction existe tant pour les pâtis de trèfle ordinaire que pour les luzernes.

ART. 117.

Lorsque la jouissance a lieu le 15 mars (1), le fermier entrant peut faire les labours à partir de l'enlèvement de la récolte par le fermier sortant.

Il peut faire les labours des jachères dix-huit mois avant son entrée en jouissance, sauf à Forges, à Gournay et Saint-Saëns où ce délai est de seize mois.

A Forges, il peut les faire dix-sept mois avant si ce sont de jachères pures ou partie seulement, et au mois de septembre suivant si son prédécesseur a le droit de récolter du trèfle ou des pois et vesce. En outre, il peut labourer les bléris qu'il se propose de charger en en avoine à partir du 11 novembre qui précède son entrée.

ART. 118.

Le fermier sortant doit donner un labour aux terres à blé dans les cantons de Bolbec, Lillebonne, Goderville, Maromme, Clères et Pavilly, et deux labours à Fontaine, Saint-Saëns, Longueville, Tôtes et Elbeuf.

Il doit donner aussi un labour aux jachères dans ceux de Fécamp, Criquetot, Fauville, Yerville, Yvetot, Ourville, et deux labours à Offranville, Bacqueville, Longueville, Saint-Valery, Valmont, Cany, Doudeville et Saint-Romain.

Dans ceux du Havre, Duclair, Boós, Darnétal, Buchy, Bellencombre, Dieppe, Envermeu, Blangy il ne doit aucun labour; et dans les autres cantons il n'y a pas d'usage déterminé.

Les labours exigés doivent toujours être hersés.

---

(1) Ce qui existe dans l'arrondissement de Neufchâtel et dans les cantons d'Eu et d'Envermeu, ainsi qu'il est énoncé à l'article 45.

ART. 119.

Les époques auxquelles le fermier entrant peut faire les labours, sont les suivantes :

Sur les jachères pures, le 1er labour peut-être donné, savoir :

A Eu et Envermeu, à partir du 30 septembre qui précède l'entrée en jouissance ;

A Boos, Buchy, Blangy et Aumale, dans le mois de novembre ;

Dans l'arrondissement du Havre et à Fauville, Ourville, Saint-Valery, Yvetot, Elbeuf, à partir du 1er mai ;

A Yerville, Maromme, Pavilly, Clères et Darnétal, à partir du 15 mai ;

Dans tous les autres cantons, à partir du 24 juin.

ART. 120.

Sur les jachères de trèfle incarnat, l'usage général est que le fermier entrant puisse donner son labour aussitôt que le trèfle est récolté ou pâturé.

Saint-Valery indique cinq jours après la récolte s'il a été coupé, et Saint-Saëns aussi cinq jours après s'il a été coupé, et le 15 juillet s'il a été pâturé.

ART. 121.

Sur les pâtis de trèfle ordinaire, il peut donner son labour, savoir :

A Bellencombre, le 1er juillet ;

A Yerville, au 22 juillet pour le tout, et à Darnétal, au 22 juillet pour 1/4 seulement, et le surplus à Saint-Michel ;

A Saint-Romain et Fécamp, immédiatement après le pâturage ;

A Londinières, en septembre, après l'enlèvement de la deuxième coupe,

A Cany et Doudeville, sur 1/3 au 10 septembre, et le surplus à Saint-Michel ;

A Bolbec, 1/2 au 15 septembre et le reste à Saint-Michel ;

A Fauville, 1/3 au 15 juillet, 1/3 au 15 août et 1/3 à Saint-Michel ;

A Pavilly et Ourville, 1/3 au 10 août, 1/3 au 20 septembre et 1/3 à Saint-Michel ;

A Elbeuf, 1/3 au 25 août, 1/3 au 15 septembre et 1/3 à Saint-Michel;

A Caudebec, 1/3 au 15 août, 1/3 au 15 septembre et 1/3 à Saint-Michel;

A Yvetot, Fontaine, Saint-Valery, Valmont, 1/3 au 25 août, 1/3 au 15 septembre et 1/3 à Saint-Michel ;

A Yvetot, il doit désigner chaque tiers huit jours d'avance.

ART. 122.

Sur les terres en colza, pois, seigle, vesce, lin, etc., la plupart des cantons permettent le labour immédiatement après la récolte.

ART. 123.

Divers cantons exigent qu'il soit laissé un intervalle entre la récolte et le labour donné par le fermier entrant. Cet intervalle varie de huit à quinze jours à Elbeuf, Darnétal, Clères, Pavilly, Buchy, Saint-Saëns, Bacqueville, Longueville, Offranville, Doudeville, Yerville, Cany et Fontaine.

Il est de cinq jours dans l'arrondissement du Havre et dans les cantons d'Yvetot, Saint-Valery et Ourville.

ART. 124.

Le fermier entrant a droit, avant son entrée en jouissance, de semer du trèfle, de la minette ou autres graines de prairie artificielle dans les terres du fermier sortant semées en avoine et orge.

Il peut encore en semer, savoir :

1° Dans les blés à Darnétal, Elbeuf, Maromme, Bellencombre, Offranville, Veules et à Cany, lorsque dans ce dernier canton la ferme a plus de 5 hectares 10 ares ;

2° Aussi dans les blés, lorsque l'assolement est biennal, à Duclair, Pavilly, Tôtes, Bacqueville, Saint-Valery, Fontaine, Yerville, Doudeville, Ourville et Valmont;

3° Et dans les terres non chargées à Elbeuf, Maromme, Caudebec, Fauville, Saint-Valery et Bellencombre.

Par exception, l'usage du semis n'existe pas dans les cantons de Neufchâtel, Gournay, Argueil, Blangy et Envermeu;

A Eu, il n'est pratiqué que dans l'avoine seulement et quelquefois, mais exceptionnellement dans les blés, pour soustraire les terres à la vaine pâture.

ART. 125.

Le trèfle peut être semé sur le 1/6 de la totalité des terres dans l'arrondissement du Havre et dans les cantons de Darnétal, Pavilly, Duclair, Caudebec, Yvetot, Fauville, Valmont, Saint-Valery, Fontaine, Doudeville, Offranville, Bacqueville, Longueville, Clères, Saint-Saëns et Londinières;

Dans le tiers de la sole à Aumale, Forges, Eu et Buchy;

Dans les 2/3 à Bellencombre;

Dans la 1/2 des blés et dans toutes les avoines à Cany;

Dans le 1/4 des blés et le 1/6 des avoines à Ourville et Yerville, lorsque dans ces deux cantons l'assolement est biennal.

Ce semis doit être fait sans hersage dans les avoines et orges au moment des semailles de ces grains, ou dans les huit jours qui suivent, et en mars pour celui qui se sème dans les blés.

ART. 126.

La minette entre dans le même compost que le trèfle qu'elle remplace ou accompagne, tous les usages constatés pour celui-ci s'appliquant à celle-là.

ART. 127.

Le fermier sortant est tenu de prévenir au moins 48 heures à l'avance le fermier entrant du moment où il doit donner son dernier hersage dans les mars. — Le délai est de cinq jours dans l'arrondissement du Havre.

Cet avertissement n'est pas obligatoire dans les cantons de Maromme, Clères, Buchy, Elbeuf, Dieppe, Eu, Envermeu, Bacqueville, Offranville, Tôtes, Neufchâtel, Blangy, Aumale, Londinières, Doudeville et Yerville.

ART. 128.

Le fermier sortant ne peut faire pâturer les semis de trèfle faits par le fermier entrant, sauf toutefois dans les cantons de Doudeville, Fontaine, Yerville, Longueville, Offranville, Tôtes, Dieppe, Bellencombre, Boos, Maromme, Pavilly, Clères, Duclair, Buchy, Londinières, Neufchâtel et Aumale, où il en a la faculté.

A Yvetot, il peut y passer son troupeau, mais une fois seulement et immédiatement après l'enlèvement de la récolte.

A Bacqueville, il ne peut faire pâturer que ceux faits dans les blés.

4° Enlèvement des dernières récoltes.

ART. 129.

Le fermier sortant a droit aux deux coupes de trèfle et n'est point obligé de laisser la seconde au fermier entrant, à moins qu'il ne l'ait reçue lui-même de son prédécesseur. Il doit faucher la première et faire pâturer la deuxième.

Il a le droit de les faucher toutes les deux dans les fermes dont la jouissance expire le 15 mars.

Par exception, à Yvetot, il ne doit faucher que le tiers de la première coupe, et faire pâturer tout le surplus. — A Pavilly, dans les fermes au-dessus de 20 hectares, il ne peut récolter que la moitié de la première, et, à Doudeville, que le 5e dans les fermes à troupeau, le surplus doit être pâturé. — A Maromme, si la deuxième coupe a été fauchée, elle appartient par moitié à l'entrant et au sortant.

ART. 130.

Il lui est interdit de conserver aucune partie de son trèfle ordinaire pour en avoir la graine dans les cantons de Darnétal, Maromme, Duclair, Doudeville, Yerville, Dieppe, Bacqueville, Bellencombre, Envermeu, Eu, Blangy, Londinières.

Les cantons suivants lui concèdent ce droit dans les proportions ci-après :

Yvetot, 1/8 de la totalité de cette culture ;

Valmont et Elbeuf, 1/10 ;

Pavilly, 1/12 ;

Fauville, 1/14 ;

Fontaine, Caudebec et Ourville, 1/20 ;

Dans l'arrondissement du Havre, 1/60 de la totalité des terres de la ferme ;

Cany, 1/75,

Et Saint-Valery, 1/100 ;

A Tôtes, Longueville, Offranville, Saint-Saëns et Forges, la quantité n'est pas déterminée ;

Le trèfle en graine doit être enlevé à Saint-Michel, sauf dans l'arrondissement du Havre et à Cany, où le fermier sortant a jusqu'au 18 octobre ;

A Saint-Valery et Valmont, l'usage accorde un délai pour l'enlèvement des trèfles en graine et des avoines lorsque la récolte a été retardée par le mauvais temps. Ce délai n'est point fixé ; on doit attendre que le temps permette cet enlèvement.

ART. 131.

La quantité de trèfle incarnat que peut faire le fermier sortant n'est pas limitée. Il est d'usage seulement que la terre soit débarrassée de cette récolte à la Saint-Jean au plus tard. — Yvetot fixe pour limite le 10 juin.

Le fermier sortant doit le couper en vert pour le faire consommer sur la ferme ou le faire pâturer sur place par ses bestiaux.

Il n'y a d'exception qu'à Fauville où tout doit être pâturé, et à Yvetot et à Saint-Romain où le fermier ne peut couper en vert que la portion de trèfle incarnat non considérée comme jachère.

ART. 132.

Le pâturage des masures, herbages, prairies artificielles, trèfles et minettes, appartient au fermier sortant jusqu'à l'expiration de sa jouissance.

Il est fait exception pour les trèfles et minettes de l'entrant dans les fermes dont la jouissance expire le 15 mars, le sortant ne peut les faire pâturer que jusqu'à Noël qui précède. A Eu, il doit toujours les respecter.

ART. 133.

Lorsque la fin de jouissance a lieu à Saint-Michel, le fermier sortant peut, après cette époque, faire la récolte des racines et fruits non encore arrivés à maturité tels que pommes de terre, betteraves, carottes, navets et autres. — A Elbeuf, on y ajoute les bois et les oseraies.

L'usage ne fixe point d'époque pour l'enlèvement de ces récoltes; la maturité seule en décide dans les cantons de Doudeville, Fauville, Fontaine, Saint-Valery, Yerville, Tôtes, Longueville, Envermeu, Bellencombre, Saint-Saëns, Aumale, Elbeuf, Duclair, Pavilly et Buchy.

Les récoltes qui se trouvent sur la sole à blé doivent être enlevées, savoir :

Le 10 octobre à Maromme, Pavilly, Ourville;

Le 15 octobre à Caudebec et Bacqueville;

Et le 20 octobre dans l'arrondissement du Havre et dans les cantons d'Yvetot, Tôtes et Offranville;

Pour celles qui se trouvent sur les autres terres, elles doivent être enlevées à Noël dans l'arrondissement du Havre, le 20 octobre à Yvetot, et le 15 novembre à Caudebec;

A Boos, le trèfle doit être enlevé le 8 octobre, et les autres récoltes le 1er novembre.

Darnétal accorde jusqu'au 8 octobre pour le trèfle et les racines non fanées, et jusqu'au 23 du même mois pour les racines fanées.

ART. 134.

Lorsque le bail expire le 15 mars, le fermier sortant doit tout enlever lors de sa sortie; il ne peut faire après aucune récolte ni aucune consommation.

ART. 135.

Pour la récolte et l'enlèvement des poires et pommes à piler, le fermier sortant doit attendre la maturité et enlever dès qu'elle est arrivée.

Aumale et Ourville accordent jusqu'au 10 octobre pour récolter et enlever.

Yvetot, Doudeville, Fauville, Saint-Valery, Fontaine, Yerville et Clères, jusqu'au 1er novembre.

Cany, jusqu'au 10 novembre.

Boos, jusqu'au 30 du même mois.

Darnétal, jusqu'au 1er novembre pour récolter, et jusqu'au 30 du même mois pour enlever.

Caudebec, Valmont et Offranville, jusqu'au 1er novembre pour récolter, et jusqu'à Noël pour enlever.

Et dans l'arrondissement du Havre, jusqu'à Noël pour le tout.

Lorsque le fermier sortant conserve le pressoir jusqu'à Saint-Jean, il a jusqu'à la même époque pour l'enlèvement de son cidre.

ART. 136.

Le fermier sortant a le droit de recueillir les fruits qui tombent pendant la nuit, tels que pommes et poires de quête, dites de grouée, et la cueillette doit en être faite entre sept et neuf heures du matin, selon les localités. — A Duclair et Saint-Valery, il doit même les cueillir avant sept heures.

Le fermier entrant doit, de son côté, embricoler ses bestiaux, afin qu'il ne puissent atteindre aux branches des arbres, et les renfermer la nuit.

Le temps pendant lequel il est tenu de les tenir enfermés est fixé, savoir :

Du coucher au lever du soleil, dans les cantons de Duclair, Caudebec, Doudeville, Fauville, Saint-Valery, Tôtes, Longueville, Maromme, Pavilly, Elbeuf et Envermeu ;

Du coucher du soleil à huit heures du matin à Yvetot, Cany, Bacqueville, Offranville, Dieppe, Bellencombre et Buchy (dans les fermes où on ne parque pas les vaches) ;

De sept heures du soir à sept heures du matin, à Clères, Ourville et Yerville ;

De six heures du soir à huit heures du matin à Fontaine, Valmont et Darnétal ;

De six heures du soir à neuf heures du matin dans l'arrondissement du Havre et à Boos.

ART. 137.

. · fermier sortant, dont la jouissance expire à Saint-Michel, a un délai pour enlever ses légumes d'hiver, ses plantes vivaces, ses arbres et arbustes. Il est référé à l'article 4 ci-dessus, lequel le concerne également.

5° Parcage du troupeau et vente des animaux.

ART. 138.

Le fermier sortant est obligé de faire parquer ses terres par son troupeau entier, pendant la dernière année de sa jouissance, aux mêmes époques et de la même manière que les autres années du bail. Le parcage doit se faire jusqu'à la sortie, ou jusqu'à l'époque de la vente des moutons dans les cantons où elle est autorisée.

Dans l'arrondissement du Havre, à Yvetot et Yerville, il lui est permis de vendre tout son troupeau à partir du 14 septembre.

A Doudeville, Saint-Valery et Fontaine, il peut en vendre 1/3 à la Saint-Jean, mais il doit conserver les 2/3 jusqu'à Saint-Michel.

A Eu, il peut, un mois avant sa sortie, vendre 1/3 de son troupeau, et si ce sont des agneaux, la totalité.

ART. 139.

Le fermier entrant a le droit de désigner au fermier sortant les terres qui doivent être parquées, et est obligé de le faire avant la sortie du troupeau. A défaut de désignation, ce dernier doit parquer les terres du compost à blé et celles destinées à recevoir du colza et du blé ensuite.

A Duclair et Gournay il n'a pas ce droit, mais le sortant est également tenu de parquer la sole des jachères.

ART. 140.

Le parc et la cabane du berger doivent être fournis par le fermier sortant, sauf à Duclair, Offranville, Eu et Envermeu où ils doivent être procurés par l'entrant.

Il n'y a pas d'usage à cet égard à Elbeuf, Clères, Caudebec, Ourville, Saint-Valery, Doudeville, Fontaine, Tôtes, Neufchâtel et Argueil.

Le parc doit être changé deux fois par jour, par périodes égales, matin et soir, sauf à Bolbec où il est d'usage d'avoir deux parcs.

ART. 141.

Le fermier entrant ne peut amener son troupeau sur les terres de la ferme avant la sortie de son prédécesseur dans les cantons où celui-ci est tenu de le conserver jusqu'à ce moment. Toutefois, il peut le faire dans les cantons où le fermier sortant a droit de vendre le sien, mais après la vente. — Dans ce dernier cas, il doit à Yvetot avoir son parc et sa cabane.

ART. 142.

Le fermier sortant peut vendre ses bestiaux, savoir :

A Buchy, Forges, Gournay, Eu, dans les quinze jours qui précèdent sa sortie, et à Envermeu un mois avant.

A Darnétal, à partir de Saint-Jean.

A Fauville, Valmont, Caudebec, Yvetot et Yerville 1/4 aussi à la Saint-Jean (sauf ces deux derniers cantons qui fixent le 30 juin), 1/4, au 31 août, et le reste au 15 septembre.

A Elbeuf, 1/3 le 15 août, et 1/3 le 15 septembre.

A Saint-Romain et Tôtes, 1/3 des vaches et les chevaux inutiles à partir de Saint-Jean.

A Duclair, Pavilly, Clères, Yerville, Doudeville, Fontaine, Saint-Valery, Fécamp, Criquetot, Bacqueville et Longueville, les chevaux inutiles, aussi après Saint-Jean.

A Bolbec, il peut vendre le tout à partir du 1er septembre.

Dans les autres cantons, il ne peut rien vendre avant l'expiration de sa jouissance (1).

---

(1) Nous devons faire remarquer que, vis-à-vis du propriétaire, l'usage ne peut jamais autoriser le fermier sortant à faire, avant l'expiration de son bail, une vente qui dénantirait la ferme et priverait le bailleur de son gage.

CHAPITRE V

De la Location des Praires, Herbages, Vergers.

ART. 143.

Pour les prairies et herbages non plantés la location a lieu à Pâques, et dans l'arrondissement de Neufchâtel, Eu et Envermeu, au 15 mars.

Elle est fixée à Noël au Havre, Saint-Romain, Lillebonne, Duclair, Caudebec, Saint-Valery, Fontaine, Longueville, Offranville ; au 1er novembre à Buchy et à Saint-Michel, à Ourville.

Cette location se fait à l'année.

ART. 144.

Pour les vergers ou masures plantés l'entrée en jouissance est fixée à Saint-Michel, sauf au Havre, Saint-Romain, Lillebonne et Duclair où elle s'effectue à Noël, et au 15 mars dans l'arrondissement de Neufchâtel, Eu et Envermeu.

La location se fait aussi à l'année.

ART. 145.

Les termes de payement pour les prairies, herbages et masures ou vergers sont Pâques (ou le 15 mars) et Saint-Michel, sauf au Havre, Saint-Romain, Lillebonne, Caudebec, Duclair, Fontaine, Offranville et Neufchâtel où ils ont lieu à Saint-Jean et Noël.

Le dernier terme doit être payé trois mois avant son expiration à Saint-Romain, Lillebonne, Caudebec, Fécamp, Fauville et Yerville; à Saint-Valery, il doit l'être moitié à Pâques et moitié à la Saint-Jean, c'est-à-dire trois mois aussi avant l'expiration de l'année.

ART. 146.

Le fermier doit fumer tous les trois ans les prés fauchables lorsqu'il récolte la première et la seconde herbe sans les faire pâturer. — A Neufchâtel et Argueil, il y est tenu même lorsque la seconde herbe est pâturée.

À Boos et Valmont, il n'est obligé de fumer les prairies que lorsqu'elles ne sont pas soumises à l'irrigation.

L'obligation de fumer n'existe pas dans l'arrondissement de Dieppe ni dans les cantons de Clères, Maromme, Darnétal, Elbeuf, Duclair, Caudebec, Cany, Ourville, Fontaine, Fécamp et Montivilliers.

ART. 147.

Le congé n'est pas nécsssaire pour les prairies et herbages non plantés; on se conforme à l'article 1774 du Code civil.

Pour les vergers ou masures l'usage s'est établi de donner congé six mois d'avance quand la location verbale s'est continuée après la première année de jouissance. — A Saint-Valery, ce délai est de trois mois.

Cet usage n'existe pas à Eu, Buchy, Caudebec, Grand-Couronne et Bacqueville.

CHAPITRE VI

De la Location des Bois-taillis, Oseraies, Joncs-marins et Bruyères.

ART. 148.

Les bois-taillis s'exploitent ordinairement à neuf ans, parfois à douze, quinze ou dix-huit ans, selon la qualité du sol. Les aménagements s'en font par coupes égales au nombre de ces périodes.

A Eu, lorsque le bois-taillis fait partie d'un corps de ferme, la coupe s'en opère par neuvième, douzième ou quinzième suivant la durée du bail.

A Blangy, l'usage veut que pour les bois compris dans une location, l'âge de la coupe soit égal à la durée du bail, à moins que cette durée soit de douze années, auquel cas la coupe a lieu par périodes de six ans.

Le fermier doit, pour l'exploitation des taillis, se conformer aux usages tels qu'ils sont indiqués aux articles 152 et suivants.

ART. 149.

Les oseraies sont exploitées tous les ans, du 10 novembre au 1er mars. Les plants doivent être nettoyés de plantes parasites, chaque année, par le fermier.

Les locations en sont faites à l'année.

Par exception, dans les cantons de Lillebonne et Tôtes, on les utilise comme bois de chauffage et on les coupe à trois ans, et à Saint-Valery tous les quatre ans, ainsi que les saules et aulnes.

ART. 150.

Les joncs-marins, bruyères, genêts se coupent tous les trois ans, de novembre à fin mars. — A Longueville, il n'y a pas d'exploitation régulière.

ART. 151.

L'époque d'entrée en jouissance pour les bois-taillis, oseraies, joncs-marins, bruyères et genêts est fixée à Saint-Michel, sauf à Eu où elle a lieu en novembre. ¯

Les termes de payement des loyers sont généralement Pâques et. Saint-Michel.

Pour les bois-taillis, le dernier terme doit être payé à Longueville avant l'enlèvement de la coupe, et à Fécamp et Saint-Valery trois mois avant l'expiration du dernier terme.

FIN DE LA PREMIÈRE PARTIE.

DEUXIÈME PARTIE

CHAPITRE PREMIER

Aménagement des Bois.

—◦◇◦◇◦◦—

§ Ier. — Bois taillis.

ART. 152.

Tous les bois au-dessous de trente ans sont réputés taillis (Art. 60 de la loi du 3 frimaire an VII).

L'usage général dans le département de la Seine-Inférieure fixe à neuf ans l'âge de la coupe des bois-taillis, sauf à Forges et Argueil, où il est de douze ans.

Lorsque les bois sont d'une grande étendue, ils peuvent être aménagés à quinze, dix-huit, vingt-quatre et même trente ans, selon la nature du sol (1).

---

(1) Lorsque le sol est riche et profond, il [est de l'intérêt des propriétaires d'aménager à longs termes les bois-taillis, le croît des dernières années étant, dans ce cas, de beaucoup supérieur à celui des premières. Dans les bois excrus sur un mauvais terrain, au contraire, l'intérêt est tout opposé; au bout de neuf à dix ans, la croissance s'arrête et l'augmentation de valeur est presque insensible pour les années qui suivent; aussi voit-on, dans la même contrée, le même

La coupe doit se faire, tant pour l'usufruitier que pour le fermier, suivant l'ordre et l'âge adoptés par le propriétaire.

Pour les bois non encore aménagés, elle doit se faire à neuf ans et par neuvième chaque année, sauf à Forges et Argueil où elle doit se pratiquer à douze ans et par douzième aussi chaque année.

ART. 153

La coupe doit se faire après la chute des feuilles et avant la montée de la sève (excepté pour les chênes destinés à faire du pelard), c'est-à-dire du 1er novembre jusqu'au 15 avril.

A Bolbec, on commence dès le 15 octobre.

Elle se fait à Envermeu du 15 novembre au 15 février ; Darnétal, du 15 novembre au 15 avril ; Saint-Valery, de novembre au 31 mars ; Offranville, du 1er décembre au 15 mars ; Forges et Criquetot du 1er décembre au 31 mars.

La coupe blanche avec la serpe ou la hache, au ras de la souche, est seule admise pour l'exploitation des taillis.

L'essouchetage est interdit, sauf à Fontaine et Ourville ; Dieppe l'admet pour le chêne ; Envermeu et Pavilly pour le vieux bois seulement.

ART. 154.

Les bois provenant de la coupe de l'année doivent être enlevés ou mis en parc, au 15 avril.

Les cantons de Montivilliers, Bolbec, Cany, Fauville, Fontaine, Yerville, Ourville, Envermeu et Bacqueville placent la limite au 15 mars ; Yvetot, Offranville, Criquetot au 1er avril ; Goderville et

---

propriétaire exploiter deux bois-taillis, l'un à neuf ans et l'autre à quinze ou dix-huit, suivant leur étendue et la bonté du sol. L'usage est donc spécial à chaque propriété. C'est ce qu'a bien compris le Code qui, dans son article 590, dit que l'usufruitier doit se conformer à l'aménagement ou à l'usage constant des propriétaires.

Saint-Saëns au 30 avril, et Saint-Romain, Pavilly, Longueville et Forges au 15 mai.

Valmont, Bellencombre, Argueil, Clères donnent pour l'enlèvement jusqu'au 1ᵉʳ et même jusqu'au 24 juin, et Eu jusqu'au 15 septembre suivant (1).

ART. 155.

L'élagage des taillis n'est pas en usage dans le département, excepté dans les cantons de Caudebec, Yvetot et Fécamp.

Il se fait à six ans à Caudebec et Fécamp, et à Yvetot sans âge réglé, mais pas avant que la coupe ait atteint au moins deux ans et par l'usufruitier seulement.

ART. 156.

L'usage de faire du pelard existe dans la majeure partie des cantons.

Il n'existe pas dans ceux de Fécamp, Criquetot, Montivilliers, Goderville, Fauville, Ourville, Valmont, Saint-Valery, Fontaine, Yerville, Bacqueville, Offranville, Dieppe, Blangy et Yvetot.

Neufchâtel l'admet, excepté pour les ventes à la criée.

Le pelard doit se faire du 15 avril au 15 juin, et l'enlèvement des écorces doit avoir lieu dans la quinzaine qui suit la façon.

Il se fait :

A Duclair, du 15 mai au 15 juin.

A Forges, du 1ᵉʳ mai au 15 juin.

A Saint-Saëns, du 1ᵉʳ mai au 1ᵉʳ juillet pour le chêne de douze, quinze et dix-huit ans, et l'écorce enlevée au 15 juillet.

A Eu, en mai et juin, avec enlèvement jusqu'au 15 septembre.

----

(1) L'enlèvement devant être fait assez à temps pour ne pas nuire aux nouvelles pousses, il est évident qu'il y a un véritable abus dans ces derniers cantons et qu'il doit être réformé.

A Envermeu, en mai, sans époque fixe pour l'enlèvement.

A Longueville, à la sève montante, avec enlèvement au 15 juin.

Elbeuf et Londinières accordent le mois qui suit la façon de l'écorce pour son enlèvement; Blangy jusqu'au 1er août; Boos jusqu'au 31 mars de l'année suivante, et Gournay jusqu'au 15 avril aussi de l'année suivante (1).

ART. 157.

L'usufruitier ne peut invoquer l'usage de faire du pelard pour les bois qui n'y étaient pas soumis par le propriétaire.

ART. 158.

On doit laisser dans les taillis des baliveaux de graine ou, à défaut, de souche en nombre suffisant pour qu'avec les anciens il y en ait 50 par hectare (2).

Ce nombre est à :

Eu, Envermeu et Saint-Saëns d'un baliveau par are ou 100 par hectare ;

Longueville de 60 à 70 par hectare ;

Goderville de 35 à 40   d°

Forges de 20 à 30   d°

Et Ourville de 10   d°

A Offranville la quantité n'est pas déterminée.

Les baliveaux doivent être de l'âge de la coupe, d'essence de chêne, ou, à défaut, d'orme, hêtre, bouleau, tremble, merisier et frêne. Ils doivent être espacés à peu près également.

---

(1) Cet usage pour ces deux derniers cantons paraît être un véritable et inutile abus, car la pluie fait perdre aux écorces une très-notable partie de leur valeur et leur séjour sur le parterre de la vente empêche toute production du sol. Si elles y restent une année entière les souches qu'elles recouvrent ne produisent plus de cépées.

(2) Article 70 de l'Ordonnance forestière du 1er août 1827.

ART. 159.

Il est interdit d'introduire des bestiaux pour le pâturage dans les bois-taillis, quelque soit leur âge.

§ II. — Haute futaie.

ART. 160.

Les arbres de haute futaie, qu'ils soient sur des fossés en élévation ou plantés en massif ou en avenue, ne sont soumis à aucune coupe réglée ; par suite, l'usufruitier n'y a aucun droit.

ART. 161.

Si les bois de haute futaie soumis à un usufruit sont aménagés par coupes réglées, celles-ci auront lieu à coupe blanche ou à coupe noire (autrement dire en déracinant) dans les bois taillis ; à coupe blanche jusqu'à soixante ans, et en déracinant les autres arbres plus âgés. — Sur les fossés, ils doivent toujours être déracinés.

Les trous doivent être rebouchés immédiatement et les fossés relevés et rebattus de manière à être en bon état.

§ III. — Produits annuels ou périodiques des arbres.

ART. 162.

Les produits annuels sont l'émondage (1) et l'enlèvement du bois

_____

(1) Cette opération consiste à enlever les menues branches des principales tiges et les tiges remplantes.

sec dans les arbres soit fruitiers, soit forestiers; l'usage à cet égard est général.

ART. 163.

Les produits périodiques sont l'élagage et l'ébranchage. Ils sont en usage dans tous les cantons, sauf pour les arbres résineux et les arbres d'agrément qui n'y sont pas soumis.

Ils se règlent comme suit:

1° Pour les arbres dans les taillis, en même temps que la coupe du taillis;

2° Pour les arbres dans les haies à pied, en même temps que la coupe des haies;

3° Pour les arbres sur les fossés, en avenue, en massifs ou isolés, tous les neuf ans.

Dans les cantons de Grand-Couronne, Maromme, Caudebec, Dieppe, Bacqueville et Saint-Saëns l'ébranchage a lieu tous les trois ans pour les jeunes plantations (1).

Pavilly indique six ans pour les avenues et neuf ans pour les massifs.

Forges et Londinières six ans sans distinction.

ART. 164.

Les arbres ne doivent jamais être ébranchés en entier; on doit laisser intacte une cime ou coupeau du quart au moins de la hauteur de l'arbre. — Elle est de 1/3 à Yvetot et Buchy; à Saint-Saëns et Envermeu de 1/3 pour les bois durs et de 1/4 pour les bois tendres; à Eu et Saint-Valery de 1/6 jusqu'à vingt-cinq ans, de 1/5 jusqu'à cinquante ans et de 1/4 au-dessus de cet âge.

Les tétards seuls s'ébranchent entièrement.

L'ébranchage doit avoir lieu en hiver, à la même époque que la coupe des taillis, du 1er novembre au 15 avril.

---

(1) On entend généralement par jeunes plantations celles qui ont moins de 10 ans.

CHAPITRE II

Arbres des Pépinières.

ART. 165.

Les arbres des pépinières sont propres à être transplantés, savoir :

Les arbres fruitiers lorsqu'ils ont atteint la grosseur de 12 à 15 centimètres (33 centimètres au-dessus du sol) ou après deux ou trois ans de greffe,

Et les arbres forestiers ou de rivière, lorsqu'ils ont 15 centimètres de grosseur et 2 mètres 50 de hauteur (1).

ART. 166.

Le remplacement des arbres est exigé par l'usage s'il s'agit de pépinières créées par spéculation, mais il ne l'est pas s'il s'agit seu-

---

(1). On a pris pour règle non l'âge de l'arbre, m: :r osseur ou la date de sa greffe. On comprend en effet que la fertilité et   .ndeur du sol permettent dans la même commune d'avoir à six ou sept ar..   j arbres bons à transplanter et à greffer, tandis que dans un sol ingrat les arbres du même âge sont tout à fait impropres à la plantation. Constater un usage local en se basant sur l'âge, ce serait ouvrir la porte à un véritable abus, puisque ce serait en quelque sorte donner le droit à l'usufruitier d'enlever des arbres impropres à la transplantation dès qu'ils auraient atteint l'âge fixé.

lement de pépinières créées pour le remplacement des arbres de la propriété.

A Buchy, Offranville et Saint-Valery le remplacement est exigé dans les deux cas.

A Eu et Gournay, au contraire, il n'est exigé dans aucun cas.

A Yvetot, l'usufruitier est tenu de remplacer le plan enlevé lorsque la pépinière existait à l'ouverture de l'usufruit, mais il en est dispensé lorsqu'elle a été créée par lui.

CHAPITRE III

Plantations.

———

ART. 167.

Le règlement du 17 août 1781 de la coutume de Normandie exige que les pommiers et les arbres de haute futaie soient plantés à 2 mètres 33 (7 pieds) du fonds voisin. Il en est de même pour les arbres de haut jet plantés sur les fossés. *(Articles 5 et 6.)*

Les prescriptions de cet arrêt de règlement sont observées dans tous les cantons.

ART. 168.

Dans les propriétés closes de murs l'usage exige la même distance pour les arbres fruitiers, sauf en ce qui concerne les espaliers et les arbres qui ne dépassent pas la hauteur des murs de clôture.

ART. 169.

La distance de 2 mètres 33 pour les plantations d'arbres de haut jet doit être observée quelle que soit la nature des héritages, sauf les seules exceptions qui suivent :

Entre masures ou herbages, la distance à observer est de 1 mètre 16 dans l'arrondissement d'Yvetot et dans les cantons de Fécamp, Goderville, Lillebonne, Saint-Romain, Criquetot, Tôtes, Offranville

6

et Longueville, et de 50 centimètres à Bacqueville, Saint-Saëns, Forges et Envermeu.

Entre terrains vagues, elle est de 1 mètre 16 à Bolbec, Saint-Romain, Goderville, Yvetot, Valmont, Fontaine, Doudeville et Yerville, et de 50 centimètres à Fauville et Tôtes (1).

ART. 170.

· Les arbres plantés sur des fossés existant entre masures, herbages ou terrains vagues et dans les haies servant de séparation desdits herbages et masures, doivent être placés à la distance de 1 mètre 16. *[Articles 10 et 14 du Règlement de 1751.]*

Cette distance pour les arbres plantés dans les haies est de 50 centimètres à Forges, Bacqueville et Longueville.

ART. 171.

Pour les arbres aquatiques la distance de 2 mètres 33 doit être observée.

Par exception, on plante jusqu'au bord du ruisseau à Duclair, Eu, Envermeu, Forges, Gournay, Saint-Saëns, Fécamp et Ourville ; à 50 centimètres à Boos, Offranville, Aumale et Dieppe ; à 1 mètre à Cany et Pavilly, et à 1 mètre 16 à Fontaine.

ART. 172.

Le jonc-marin doit être planté à 1 mètre du voisin (3 pieds) et le bois-taillis à 2 mètres 33 lorsqu'il n'y a pas de fossé de séparation, et à 1 mètre 66 lorsqu'il y a un fossé.

---

(1) Ce dernier usage ne doit pas être encouragé. Chaque jour les progrès de l'agriculture changent en terrains cultivés les terrains laissés autrefois en friche; et la plantation d'arbres fruitiers et de haut jet, sans observation des distances ordinaires, peut alors avoir de graves inconvénients.

Lorsque le bois-taill's est proche du taillis du voisin, il est permis de planter jusqu'à l'extrémité de son terrain. *(Article 9 du Règlement de 1751.)*

ART. 173.

Pour les plantations le long des chemins vicinaux la distance à observer est de 2 mètres pour les arbres fruitiers, 1 mètre pour les arbres de haut jet ou forestiers, et de 50 centimètres pour les bois-taillis et joncs-marins. *(Article 184 du Règlement préfectoral du 17 juillet 1872.)*

La distance des arbres entre eux ne peut être inférieure à 5 mètres ; ils doivent être plantés en quinconce.

ART. 174.

Pour les plantations le long des chemins de halage la distance à observer du côté opposé à la rivière est de 3 mètres 33 (10 pieds). (Ordonnance de 1669, titre XXVIII, article 7, encore en vigueur.)

ART. 175.

Les distances ci-dessus doivent être observées pour toutes les natures de plantations, même lorsque les propriétés sont séparées par une voie publique (1).

---

(1) L'arrêt de règlement de la coutume de Normandie étant encore en vigueur, sauf pour la distance le long des chemins vicinaux, nous le reproduisons en entier à la fin de cet ouvrage, ainsi qu'une partie du règlement préfectoral sur les chemins vicinaux.

CHAPITRE IV

Clôtures.

———

§ Ier. — Fossés.

ART. 176.

Il existe dans le département deux genres de fossés : le fossé en élévation qu'on appelle aussi levée ou banque de terre, sur lequel on plante généralement des arbres de haute futaie, et le fossé en creux tel qu'il est expliqué à l'article 666 et suivants du Code civil.

ART. 177.

Les fossés en élévation peuvent être placés à fin d'héritage.

Dans les cantons du Havre, Montivilliers, Saint-Romain, Lillebonne, Bolbec, Yvetot, Fauville, Fontaine, Dieppe, Offranville, Bacqueville, Tôtes, Maromme, Darnétal et Elbeuf, on doit laisser, entre le pied du fossé et la terre voisine, une distance de 50 centimètres pour la réparation.

La hauteur et la largeur ne sont pas déterminées.

ART. 178.

Les anciens fossés, actuellement plantés de grands arbres, peuvent être réparés et replantés dans les distances où étaient les arbres abattus. *(Article 14 du Règlement de 1751.)*

ART. 179.

Les fossés en creux n'ont pas de dimension fixe. Leur distance du fond voisin est fixée à 50 centimètres (1 pied 1/2), et si la terre voisine est en labour à 66 centimètres (2 pieds). Il doit être fait en talus du côté du voisin. *(Article 13 du même Règlement.)* D'après l'usage ce talus doit avoir 45 degrés, c'est-à-dire 1 mètre de base par chaque mètre de hauteur.

§ II. — Haies vives.

ART. 180.

Les haies vives doivent être plantées à 50 centimètres (1 pied 1/2) du terrain voisin. *(Articles 10 du Règlement de 1751 et 671 du Code civil.)*

Quant aux haies sèches, lisses et barrages, ils peuvent être élevés à fin d'héritage; les nœuds doivent être faits du côté du propriétaire de la haie.

ART. 181.

La hauteur des haies n'est pas fixée par le Code civil. L'article 10 du Règlement de 1751, dit seulement que les haies de pied (1) doivent avoir une hauteur de 5 à 6 pieds au plus (de 1 mètre 66 à 2 mètres), mais les usages sont très-divers sur ce point.

Elle est :

De 1 mètre 33, entre jardins, à Elbeuf, Duclair, Maromme, Bolbec, Yerville, Saint-Valery, Fontaine, Longueville, Londinières et Gournay.

---

(1) On appelle haies de pied, ou haies dites à profit, celles qui sont soumises à un élagage; elles existent particulièrement dans l'arrondissement de Neufchâtel entre herbages et terres.

De 1 mètre 25 à 1 mètre 50, entre jardins et cours, à Forges.

De 1 mètre 50, aussi entre jardins et cours, à Saint-Saëns, Blangy et Neufchâtel.

De 1 mètre 50 dans l'arrondissement de Dieppe (moins Envermeu), et à Boos, Clères, Pavilly, Cany, Doudeville, Fauville et Lillebonne.

De 1 mètre 50 à 2 mètres, à Grand-Couronne et Goderville.

De 1 mètre 50 à 2 mètres, entre herbages, à Maromme, Bolbec, Saint-Valery, Fontaine, Londinières et Gournay.

De 1 mètre 66 à 2 mètres, aussi entre herbages, à Duclair.

De 1 mètre 66, à Rouen, Caudebec, Ourville et Eu.

De 1 mètre 75 à 2 mètres, à Saint-Romain et Yerville.

De 2 mètres, entre herbages, à Neufchâtel, Forges, Saint-Saëns et Blangy.

Et de 2 mètres, indistinctement, à Darnétal, Buchy, Envermeu, le Havre, Montivilliers et Valmont.

ART. 182.

L'épaisseur des haies vives n'est pas indiquée par l'usage.

Rouen, Elbeuf, Darnétal, Duclair, Tôtes, Bolbec, Fécamp et Gournay, la fixent à 50 centimètres.

Yvetot, Saint-Romain, Lillebonne, Valmont, Saint-Valery, Fontaine, Doudeville, Yerville, Pavilly, Longueville, Bacqueville, Offranville et Neufchâtel, à 33 centimètres, et Dieppe à 25 centimètres.

Il ne peut en exister pour les haies non mitoyennes, attendu qu'elles ne peuvent être l'objet de difficultés, tant que leur épaisseur ne vient pas anticiper sur le voisin.

ART. 183.

Les haies vives entre jardins doivent être tondues deux fois par an, en mars et en juillet, et en mai et septembre dans les trois cantons de Saint-Romain, Goderville et Longueville.

Elles ne se tondent qu'une seule fois seulement, du 15 juin au 15 juillet, dans l'arrondissement du Havre (moins Saint-Romain et Goderville) et à Yvetot, Buchy et Forges.

Les haies de pied se coupent tous les trois ans, et par tiers, dans les cantons de Darnétal, Boos, Grand-Couronne, Duclair, Maromme, Clères, Tôtes, Lillebonne, Saint-Romain et les communes de la rive gauche du canton de Caudebec.

Tous les six ans, dans l'arrondissement de Neufchâtel (moins Gournay), et dans les cantons d'Envermeu, Eu, Bellencombre, Longueville, Buchy et Fauville.

Tous les neuf ans, à Gournay, Pavilly, Offranville, Dieppe, Cany, Valmont et les communes de la rive droite du canton de Caudebec.

Dans les autres cantons, l'usage varie de trois à neuf ans suivant l'essence des bois.

ART. 184.

Les propriétaires d'une haie mitoyenne sont tenus de l'entretenir en bon état de clôture, chacun de son côté, et aucun d'eux ne peut y laisser croître des balivaux ou grands arbres.

A Yvetot, chaque propriétaire entretient ou tout un côté, ou la moitié de la longueur des deux côtés, selon la convention amiablement formée.

A Duclair, la haie se divise en deux parties égales entre voisins, dont l'un est propriétaire d'une moitié et l'autre propriétaire de l'autre moitié ; chacun est obligé à l'entretien de sa moitié et doit la tenir en parfait état de clôture.

§ III. — Murs de clôture.

ART. 185.

L'usage permet au propriétaire qui bâtit un mur de construire à fin d'héritage, mais à la condition que ce mur n'aura ni chaperon ni larmier du côté du voisin.

Dans le cas où il y aurait un larmier ou chaperon, on doit laisser un espace de 50 centimètres dans les cantons de Maromme, Darnétal, Duclair, Boos, Clères, Bolbec, Fécamp, Cany, Doudeville, Bacqueville, Offranville et Forges où, pour ce dernier canton, jusqu'à l'aplomb de l'égout.

Fauville et Pavilly exigent 33 centimètres de l'extrémité du larmier (1); Yvetot et Longueville, un espace suffisant pour que l'égout ne nuise pas à la propriété voisine.

ART. 186.

La hauteur des murs de clôure n'est pas fixée par l'usage. Par suite on doit se conformer à l'article 663 du Code civil qui dit, qu'à défaut d'usages constants et reconnus, tout mur de séparation entre voisins doit avoir au moins 3 mètres 20 de hauteur, compris le chaperon, dans les villes de 50,000 âmes, et 2 mètres 60 dans les autres.

Par exception, Elbeuf indique 2 mètres 33 sous chaperon, et Gournay 2 mètres 33 y compris le chaperon.

---

(1) Cet usage a été aussi constaté il y a plusieurs années pour des communes rurales du département de l'Eure, mais la Cour de Rouen, appelée à statuer sur une difficulté élevée relativement à l'inobservation de cette distance, n'a pas cru que l'usage dut être consacré, et n'a calculé la distance que sur la largeur de l'égout.

CHAPITRE V

Constructions susceptibles de nuire au voisin.

Cheminées, Citernes, Fosses d'aisances, Forges, Fours, Ecuries, Etables, Magasins de sel et matières corrosives.

ART. 187.

Lorsqu'une cheminée est adossée contre un mur en maçonnerie, mitoyen ou non, il n'y a pas de distance à observer.

Si le mur est construit en bois, il faut un contre-mur à une distance qui est :

A Rouen, de 8 centimètres, plus le contre-mur du cœur de 22 centimètres. *(Article 47 du Règlement de la ville.)*

A Elbeuf, Saint-Romain et Valmont, de 11 centimètres.

A Saint-Valery aussi 11 centimètres pour les cheminées des maisons, et 33 centimètres pour les autres.

A Darnétal et Yvetot, de 10 à 15 centimètres.

Au Havre, Montivilliers et Buchy, 17 centimètres.

A Lillebonne, Caudebec, Duclair, Goderville et Forges, 22 centimètres.

A Fécamp, Yerville, Fontaine et Saint-Saëns, 33 centimètres.

Et à Doudeville et Criquetot, 50 centimètres.

Ce contre-cœur doit s'élever jusqu'au manteau de la cheminée.

Rouen et Fontaine fixent une hauteur de 1 mètre.

Duclair, Saint-Saëns et Forges, 1 mètre 50.

Le Havre, Montivilliers, Criquetot, Goderville, Lillebonne, Darnétal, Grand-Couronne et Doudeville, 2 mètres.

Et Bellencombre, 2 mètres 50.

ART. 188.

L'orsqu'on construit une cheminée dans une maison moins élevée que la maison voisine, on est obligé d'élever cette cheminée jusqu'à 1 mètre au-dessus du comble de cette dernière maison.

Si de deux maisons, primitivement de la même hauteur, l'une est surélevée, le propriétaire de celle-ci n'est pas tenu d'exhausser les cheminées de la maison contiguë qui conserve sa hauteur primitive, sauf à Forges où il doit faire la surélevation à ses frais.

ART. 189.

Pour la construction d'une citerne ou d'une fosse d'aisances, l'article 613 de la coutume de Normandie exige un contre-mur de 1 mètre d'épaisseur (3 pieds) près d'un mur mitoyen ou non, et l'article 674 du Code civil renvoie aux règlements et usages particuliers sur ces objets. — A Darnétal, l'épaisseur de ce mur pour un puits ou citerne est de 33 centimètres seulement.

La nécessité d'un pareil contre-mur n'est pas reconnue par l'usage en ce qui concerne les caves, mais elle l'est en cas de construction d'une fosse à fumier ou d'un cloaque.

L'usage ne fixe pas les matériaux à employer, quoique l'article 613 de la coutume dise que le contre-mur doit être fait à pierre, chaux et sable, il suffit que toute atteinte à la propriété voisine soit empêchée et qu'il n'y ait aucune infiltration.

Si le puits, la citerne, la fosse d'aisances ou la fosse à fumier ne joint pas le mur du voisin, il faut néanmoins bâtir un contre-mur si la propriété voisine peut souffrir un dommage. Au Havre, Fécamp, Cany, Forges et Gournay, l'usage exige le contre-mur, à moins qu'il n'y ait une distance de 2 mètres entre le puits ou la fosse d'aisances et la propriété voisine. Yvetot et Saint-Romain n'exigent que 1 mètre, et Darnétal une distance égale à la profondeur pour la fosse, soit d'aisances soit à fumier.

ART. 190.

Pour une forge, four ou fourneau contre un mur mitoyen, l'article 614 de la coutume est resté en vigueur, à titre d'usage. On doit laisser 17 centimètres (un demi-pied) de vide d'intervalle entre deux. De plus, le mur de la forge, du four ou fourneau, doit être en maçonnerie et avoir 33 centimètres (1 pied) d'épaisseur.

La coutume n'a pas réglé la hauteur de ce mur.

A Rouen, Eu, Aumale, Bacqueville et Yerville, l'usage exige 3 mètres.

Bellencombre, 2 mètres 50.

Le Havre, Montivilliers, Goderville, Criquetot, Cany, Doudeville, Ourville, Argueil et Forges, 2 mètres.

Londinières, 1 mètre 66.

Maromme, 1 mètre 50.

Bolbec, Saint-Saëns, Grand-Couronne, 1 mètre.

Yvetot, la hauteur du manteau de la cheminée.

A Fécamp, Lillebonne, Caudebec, Neufchâtel, Gournay, Blangy, Pavilly, le mur doit conserver son épaisseur sur toute sa hauteur.

A Elbeuf, Saint-Romain et Valmont, il doit avoir la hauteur de l'étage où sont placés les fours ou forges.

A Darnétal, l'élévation du mur doit être telle qu'elle résiste à l'action du feu; elle ne peut être moindre de 75 centimètres.

Les autres cantons ne constatent pas d'usage.

ART. 191.

Lorsqu'on bâtit une écurie ou une étable contre un mur, mitoyen ou non, la construction d'un contre-mur en maçonnerie n'est pas en usage, sauf à Rouen, Darnétal, Boos, Grand-Couronne, Duclair,

Pavilly, Neufchâtel, Bellencombre, Saint-Saëns, Yvetot, Yerville, Ourville, Valmont, Fauville, Fontaine, Caudebec et Fécamp.

Bolbec, Saint-Romain, Longueville, n'exigent de contre-mur que si le mur est mitoyen.

Il y a là une très-grande divergence entre ces cantons sur la hauteur et l'épaisseur à donner à ce contre-mur. L'épaisseur la plus généralement admise est de 33 centimètres; à Duclair elle est de 22 centimètres et à Yvetot de 11 centimètres.

Neufchâtel, Longueville, Fauville et Bolbec exigent que le contre-mur ait la même hauteur que le bâtiment. — Yerville, fixe 3 mètres. — Fontaine, 2 mètres 50. — Bellencombre, 2 mètres. — Rouen, 1 mètre 50. — Fécamp, 1 mètre 33. — Les autres cantons 1 mètre, sauf Yvetot et Saint-Romain qui arrêtent la hauteur du mur aux rateliers.

ART. 192.

Pour les magasins de sel et autres matières corrosives, il est d'usage d'établir un contre-mur contre le mur mitoyen ou non. L'épaisseur de ce contre-mur est de 33 centimètres, sa hauteur et sa longueur celles des magasins eux-mêmes (1).

---

(1) Voir l'arrêt de la Cour de Rouen du 19 février 1876, et l'arrêt du parlement de Normandie du 13 juillet 1742.

CHAPITRE VI

Larmier. — Tour d'échelle. — Fruits tombés sur le voisin.

ART. 193.

Le larmier est une servitude d'égout, et son existence ne peut faire supposer, à celui à qui il appartient, la propriété du terrain sur lequel il s'étend.

Sa largeur pour les couvertures en paille est de 50 à 66 centimètres ; elle n'est que de 40 à 50 centimètres dans l'arrondissement du Havre.

Pour les couvertures en ardoises ou en tuiles, elle est de 30 à 40 centimètres.

La servitude d'égout ou de gouttière est une servitude continue et apparente qui peut s'acquérir par titre ou par la prescription de 30 ans. *(Article 690 du Code civil.)*

ART. 194.

Le tour d'échelle est une servitude qui ne s'établit que par titre ; son étendue est de 1 mètre à partir de la paroi extérieure du mur dans la plupart des cantons (1).

---

(1) Arrêt de la Cour de Rouen de 1868 qui confirme cet usage.

A Elbeuf, Argueil, Aumale, Blangy et Offranville, elle est de
1 mètre 33 à 1 mètre 50.

A Duclair, Maromme, Clères, Gournay, Londinières, Montivilliers,
Lillebonne, Criquetot, 2 mètres.

A Boos, Bacqueville, Bellencombre, de 2 mètres 33 à 2 mètres 66.

A Saint-Valery, l'usage donne au tour d'échelle un écartement de
1 mètre par 4 mètres de hauteur du sol au faîte de la couverture, et
à Longueville et Saint-Saëns cet écartement dépend de l'inclinaison
du toit.

ART. 195.

Le droit ou plutôt la tolérance de ramasser les fruits qui tombent
dans la propriété du voisin n'existe pas dans le département pour les
terres closes, sauf dans les cantons de Lillebonne, Fauville, Pavilly,
Duclair, Eu, Envermeu et Longueville.

Il existe pour les terres non closes à Boos, Buchy, Clères, Darnétal, Maromme, Neufchâtel, Dieppe, Offranville, Bacqueville, Bolbec, Montivilliers, Goderville, Caudebec, Doudeville et Yerville.

Dans l'arrondissement du Havre, on a le droit de ramasser les
fruits tombés sur la propriété du voisin, mais, si cette propriété est
close, on doit demander la permission au propriétaire qui ne peut la
refuser.

CHAPITRE VII

Maturité des Fruits au point de vue de la saisie brandon [1].

ART. 196.

L'époque à laquelle commencent les six semaines qui précèdent la maturité des fruits est fixée au 24 juin pour le blé, le seigle, l'avoine et l'orge.

Cette époque du 24 juin est fixée d'une manière générale pour toutes les récoltes, de quelque nature qu'elles soient (sauf les exceptions ci-après), dans les cantons d'Yvetot, Caudebec, Cany, Valmont, Ourville, Yerville, Longueville, Envermeu, Eu, Elbeuf, Duclair, Grand-Couronne, Maromme, Darnétal, Buchy, Saint-Saëns, Forges, Blangy, Argueil et Gournay.

Londinières indique le 1er juin pour le seigle;

Tôtes, le 10 juin pour le seigle et le 15 du même mois pour l'avoine.

ART. 197.

Pour le colza, l'époque commence également le 24 juin, mais il y a des variations très-notables.

---

[1] L'article 626 du Code de procédure civile ayant édicté que la saisie brandon ne pourrait être faite que pendant les six semaines qui précèdent l'époque ordinaire de la maturité des fruits, il est très-important de constater l'époque à laquelle commencent ces six semaines.

Dieppe, Offranville, Bacqueville, Saint-Valery, Doudeville et Fauville la fixent au 15 mai ;

Darnétal, Duclair, Caudebec, Pavilly, Yerville et Fontaine au 1er juin ;

L'arrondissement du Havre au 1er juin, tant pour le colza que pour le lin (commission de 1858) (1).

ART. 198.

Pour les plantes fourragères et les prairies artificielles, elle part aussi du jour de Saint-Jean ;

Dieppe, Offranville, Bacqueville, Tôtes, Fauville, Saint-Valery, Fontaine, Londinières et Neufchâtel indiquent le 15 mai ;

L'arrondissement du Havre, Pavilly, Clères et Saint-Saëns le 1er juin.

ART. 199.

Pour les fruits pendant par branches ou par racines, elle commence le 1er septembre.

En ce qui concerne les fruits à noyau, tels que cerises, prunes, merises, etc., il n'y a pas d'époque déterminée. Duclair seul indique le 24 juin.

---

(1) Une telle incertitude en matière de détail pour la validité d'une poursuite présente de graves inconvénients que ne balance aucun avantage. Il serait à souhaiter que l'époque fut fixée à un jour déterminé. Le 1er juin paraît être le plus en rapport avec celle qui doit précéder la maturité du colza, du lin et du foin.

CHAPITRE VIII

Glanage.

ART. 200.

L'usage de glaner existe dans toutes les communes du département de temps immémorial.

Le glanage consiste à ramasser à la main les épis de blé, de seigle et d'orge dans les champs non clos. Il ne peut être exercé que par les indigents depuis le lever jusqu'au coucher du soleil et après l'enlèvement entier de la récolte(1).

Il se pratique dans les avoines dans les cantons du Havre, Montivilliers, Goderville, Dieppe, Aumale, Londinières, Blangy, Gournay, Darnétal et Grand-Couronne.

Il en est de même à Argueil pour les fermes où il n'y a pas de moutons.

ART. 201.

Le glanage est réglementé par deux arrêtés du Parlement de Normandie en date des 20 juillet 1741 et 21 juillet 1749, lesquels ont toujours force de loi et sont observés aujourd'hui (2).

---

(1) Art. 21 de la loi des 28 septembre et 6 octobre 1791, et art. 471, n° 10, du Code pénal.

(2) Voir ces deux arrêtés à la fin de l'ouvrage.

Dans un grand nombre de cantons il se fait sous la surveillance du garde-champêtre.

ART. 202.

Le ratelage appartient au propriétaire ou fermier ; il n'est jamais permis aux indigents.

ART. 203.

Le propriétaire ou fermier ne peut envoyer pâturer ses bestiaux dans le champ dépouillé de sa récolte que vingt-quatre heures après l'enlèvement de celle-ci sous peine de 20 fr. d'amende au profit des pauvres de la commune (*Arrêté du 20 juillet 1741 cité plus haut*).

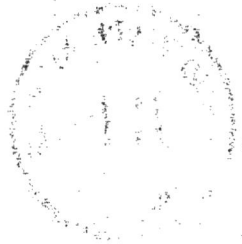

CHAPITRE IX

Parcours. — Vaine pâture.

ART. 204.

Le parcours, qui est le droit pour tous les habitants d'une commune de mener paître leurs bestiaux sur le terrain d'une autre commune, n'existe pas dans le département (1).

ART. 205.

La vaine pâture est le droit qu'ont tous les habitants d'une commune de mener paître leurs bestiaux sur le territoire de cette commune; elle s'exerce du 14 septembre au 15 mars sur les terres dépouillées de leurs récoltes.

Elle existe entièrement dans les cantons d'Eu, Envermeu, Saint-Saëns, Argueil, Gournay, Buchy et Duclair, et en partie dans les cantons ci-après :

A Forges, elle s'exerce dans 10 communes sur 21, sur les terres dépouillées de leurs récoltes, les bruyères et les biens communaux ; les moutons seuls y sont admis;

A Longueville elle est conservée dans 9 communes sur 23; ce sont

---

(1) Il est quelquefois pratiqué dans le canton de Buchy, mais il ne paraît pas être un usage parfaitement établi.

celles de Bertreville-Saint-Ouen, Bois-Robert, Le Catelier, Les Cent-Acres, Criquetot-sur-Longueville, Lintot, Saint-Honoré, Torcy-le-Petit et Anneville;

A Darnétal, elle ne s'exerce plus que par tolérance dans les trois communes d'Auzouville, Bois-d'Ennebourg et Servaville-Salmonville;

A Grand-Couronne, elle n'existe que dans 2 communes sur 13 et encore pour partie, ce sont celles de Moulineaux et de Grand-Couronne;

A Aumale, elle ne subsiste que dans une petite partie de la commune d'Haudricourt;

A Fécamp et Fauville, elle existe au profit des cultivateurs ayant des moutons et après la dépaissance des vaches (1).

ART. 206.

Le droit de pâturage existe dans la forêt d'Eu au profit des usagers des communes du canton de Blangy.

Il existe également dans la forêt de Brotonne au profit des usagers des communes situées sur la rive gauche de la Seine.

---

(1) Pour se soustraire à la vaine pâture, des cultivateurs, aussitôt après l'enlèvement de leurs récoltes, ensemencent une partie de leurs terres, mais ce mode de procéder n'est pas sans engendrer de nombreuses querelles; pour y mettre fin, il serait à désirer que le Conseil général du département prît l'initiative d'une loi qui en demandât la suppression. Les inconvénients qu'elle entraîne dépassent de beaucoup l'avantage que quelques cultivateurs peuvent en tirer.

CHAPITRE X

Limites des terres en rideau ou talus (1). Bornage. — Anciennes mesures.

ART. 207.

L'usage pour les terres en rideau, ou talus, attribue la propriété des talus au sol inférieur, sauf titres ou possession contraires. Dans le canton de Boos, il est attribué au sol supérieur.

Le canton de Gournay attribue au terrain supérieur les 2/3 du talus ou rideau et le dernier 1/3 au terrain inférieur;

A Darnétal, il est partagé par moitié;

A Pavilly, Criquetot, Goderville et Argueil, les bornes se plantent sur la crête même du talus;

A Dieppe, Offranville, Longueville, Envermeu, Eu, Fontaine, Saint-Valery, Neufchâtel, Londinières, Aumale, Forges et Blangy, on décide que les bornes doivent être plantées en contre-bas de la crête du talus, à une distance de 50 centimètres et qu'on désigne sous le nom de *jambe pendante*, expression qui rappelle le procédé tout à fait primitif d'arpentage qui servait autrefois à déterminer la ligne de séparation.

---

(1) On rencontre souvent, surtout vers la base des coteaux, des propriétés séparées par un talus assez rapide présentant une inclinaison de 45 degrés et même plus, c'est ce qu'on désigne par la dénomination de terres en rideau.

ART. 208.

Le bornage est obligatoire et ne peut être refusé par le voisin, malgré l'existence de pieds corniers, d'un divis en terre ou autres signes de séparation ayant constitué une délimitation.

Les bornes sont généralement en pierre calcaire, grès ou silex, et sont enfoncées à une profondeur qui varie de 25 à 35 centimètres avec sommet de 15 à 20 centimètres au-dessus du sol. Des fragments de tuile, de poterie, de verre brisé, du déchet de forge, que l'on nomme témoins, sont placés dessous pour leur donner un caractère probant.

ART. 209.

Les anciennes mesures locales étaient l'acre, la vergée (quart de l'acre), la perche. L'acre se composait de 160 perches et comprenait diverses mesures.

Ces anciennes mesures se trouvant encore énoncées dans des partages sous-seing, il est utile de les indiquer ici à titre de renseignement.

Tableau comparatif des anciennes mesures :

	ACRE	VERGÉE	PERCHE
Mesure de Rouen	56ª,75ª	14ª,19ª	35ᵐ,47ᵈ
— d'Arques.	68 66	17 17	42 90
— d'Eu	75 05	18 76	46 90
— de Neufchâtel	81 72	20 43	51 »

CHAPITRE XI

Marchés.

ART. 210.

Le marché est définitif par le seul accord sur le prix dans les ventes de bestiaux.

Pour la vente des chevaux, il n'est généralement définitif qu'après qu'ils ont été agréés et livrés. — Il suffit seulement qu'ils soient agréés à Darnétal et à Aumale.

A Duclair, Saint-Valery, Offranville et Eu le marché est définitif par le seul accord sur le prix pour toutes les ventes d'animaux sans qu'il soit nécessaire que la livraison ait lieu immédiatement. — Il en est de même à Yvetot quand, sans être livré immédiatement, l'animal est agréé et ne reste chez le vendeur que pour quelques jours sur la demande de l'acheteur ; il y est aux risques de celui-ci, et le vendeur n'est responsable de l'animal qu'en vertu des articles 1383, 1384, 1927 et 1937 du Code civil.

A Buchy, à partir de la vente, l'animal est aux risques et périls de l'acheteur.

Pour les animaux de boucherie, à Rouen, le marché n'est définitif que lorsque l'acheteur a apposé sa marque.

[ART. 211.

La vente des grains dans les marchés se fait exclusivement au poids (1) à Fécamp, Yvetot, Yerville, Ourville, Valmont, Saint-Valery, Fontaine, Maromme, Clères, Bellencombre, Longueville, Bacqueville et Offranville.

Elle a lieu exclusivement à la mesure à Boos, Buchy, Eu, et dans l'arrondissement de Neufchâtel, moins Gournay, Forges et Saint-Saëns, et sauf l'avoine à Aumale qui s'y vend au poids.

Elle a lieu au poids ou à la mesure à Rouen, Elbeuf, Darnétal, Duclair, Caudebec, Lillebonne, Goderville, Montivilliers, Criquetot, Pavilly, Dieppe, Envermeu, Saint-Saëns, Forges et Gournay.

ART. 212.

La vente des pommes à cidre a lieu au poids ou à la mesure d'un hectolitre ou d'un demi-hectolitre. La livraison s'en fait généralement chez l'acheteur ; à Yvetot, au contraire, elle se fait chez le vendeur, à moins de convention contraire.

Les mesures anciennes, telles que la rasière, qui correspond au demi-hectolitre, sont de moins en moins employées et elles ne sont plus admises dans les marchés.

ART. 213.

Le beurre est vendu au kilo ou au demi-kilo.

Les œufs sont vendus à la douzaine. — Dans les arrondissements du Havre et d'Yvetot (sauf à Fécamp, Caudebec et la Mailleraye), et dans les cantons de Buchy, Longueville, Offranville, Eu et Envermeu, on les vend 13 pour 12, c'est-à-dire au demi-quarteron.

A Duclair et Forges, on les vend à la douzaine ou au cent, et à Gournay 104 pour 100, et 13 pour 12.

Les huîtres sont vendues à la douzaine ou au cent sans addition.

---

(1) Presque tous les cantons ont émis le vœu que pour les transactions la vente au poids remplace la vente à la mesure dont les inconvénients sont partout signalés.

L'unité pour le poids est le quintal ou 100 kilogrammes, et pour la mesure l'hectolitre.

ART. 214.

La vente des pailles et des fourrages se fait en bottes et au cent. Le poids en est très-variable et doit être déterminé par la convention des parties.

A Duclair, Caudebec et Pavilly le foin est vendu au marché à la quarre de 22 bottes. Celui vendu dans les communes de la rive gauche de la Seine doit se livrer aux frais du vendeur sur les quais de Duclair et Caudebec.

ART. 215.

L'usage veut que le vendeur délivre 4 %, en sus de la quantité payée.

Il n'y a d'exception à cette règle qu'à Yvetot, Ourville, Valmont, Fontaine, Dieppe, Bacqueville où l'acheteur est privé de cette bonification.

Rouen, Envermeu et Londinières portent la bonification à 5 % ; Saint-Valery, de 4 à 6 %, et Fécamp, Doudeville, Yerville et Bellencombre de 5 à 10 %.

Les administrations publiques vendent au cent sans addition.

ART. 216.

Les fagots, bourrées et cotrets se vendent au cent, au demi-cent, au quarteron ou au mille, et se livrent aussi sur le pied de 104 pour 100, sauf à Forges où il n'y a pas de bonification.

ART. 217.

Le bois de chauffage, autre que les fagots, bourrées et cotrets, se vend au stère ou à la corde, sans addition de mesure.

Le stère représente en mesure ancienne 13 marques 70 centièmes.

La corde est de 24, de 30 ou de 42 pouces de largeur sur une longueur de 8 pieds anciens et de 4 pieds de hauteur. — A Eu, la corde est considérée comme équivalant à 2 stères, et à Buchy à 2 stères 33°.

CHAPITRE XII

Louage d'ouvrage (1).

---

§ 1er. — Domestiques attachés à la personne.

ART. 218.

L'usage considère comme attachés au service de la personne tous les domestiques qui ne sont point attachés à la culture des terres, ou au service d'une exploitation, et dont le service a lieu à l'intérieur de la maison, tels sont les domestiques proprement dits ou valets de pied, servantes, cuisiniers et cuisinières, cochers, laquais, valets de chiens, valets de chambre, femmes de chambre, nourrices, bonnes d'enfants, portiers et concierges.

Plusieurs cantons comprennent dans cette énumération les jardiniers et gardes particuliers, mais cette qualification ne peut être admise à l'égard de ceux-ci qu'autant qu'ils sont nourris et logés dans la maison du maître.

A Yvetot, les domestiques et servantes chargés du service de la maison sont soumis aux dispositions applicables aux domestiques attachés à la culture d'après l'article 223 et suivants ci-après.

ART. 219.

L'engagement entre le maître et le domestique se forme partout

---

(1) Articles 1780 et 1781 du Code civil.

verbalement dans un certain nombre de cantons, en donnant un denier à Dieu ou arrhes. Le don et l'acceptation de ce denier à Dieu
rendent cet engagement irrévocable.

L'usage du denier à Dieu n'existe pas à Envermeu, Offranville,
Saint-Valery, et tombe en désuétude à Rouen, Darnétal, Grand-
Couronne, Caudebec, Clères et Longueville.

Au Havre, Goderville, Caudebec, Bacqueville, Longueville, Darnétal, Grand-Couronne, Clères et Bolbec le maître et le domestique
peuvent se dégager réciproquement avant le jour fixé pour l'entrée
en service, le premier en abandonnant et le second en rendant le
denier à Dieu. A Rouen, cette faculté appartient au maître seulement. A Boos, le domestique peut aussi se délier en rendant le denier à Dieu, mais à la condition de rester chez son ancien maître.

Le denier à Dieu est acquis au domestique par le seul fait de l'entrée au service. Bacqueville ne lui fait acquérir que par un service de
huit jours; Bolbec et Darnétal de un mois, et Grand-Couronne de
trois mois. A Rouen, si le domestique se retire avant trois mois, il
doit rendre non-seulement les arrhes, mais encore les vêtements de
deuil de famille qu'on lui a livrés. Dans cette ville, la première semaine
de service est à titre d'essai.

ART. 220.

Les domestiques se louent au mois ou à l'année ; dans le premier
cas, les gages sont payés au mois, et dans le second cas par trimestres
à partir du jour de l'entrée en service. Quel que soit le mode d'engagement, ils sont toujours payés au mois à Rouen, Darnétal, Eu,
Envermeu et Longueville.

ART. 221.

L'engagement peut être rompu par le maître ou le domestique à
toute époque de l'année, après un avertissement qui doit être donné
réciproquement huit jours à l'avance.

Yvetot et Bolbec fixent un délai de dix jours pour cet avertissement.

Yerville, Saint-Valery, Offranville et Grand-Couronne quinze jours, sauf Sotteville où il est de huit jours.

Fontaine et Lillebonne un mois.

Et Valmont trois mois pour les jardiniers et les gardes particuliers seulement.

ART. 222.

Si la rupture de l'engagement a lieu pour causes graves, aucun délai ne doit être observé.

A Saint-Romain, Goderville et Londinières, si elle a lieu sans cause légitime, celui qui rompt est passible d'une indemnité envers l'autre.

§ II. — Domestiques attachés à la culture.

ART. 223.

Sont considérés comme domestiques attachés à la culture tous ceux qui sont employés dans les exploitations agricoles, tels que charretiers, valets de charrue, garçons de ferme, hommes employés à l'année, bergers et bergerons, vachers, bouviers, servantes et filles de basse-cour.

L'engagement se fait toujours verbalement.

ART. 224.

L'usage de donner des arrhes ou denier à Dieu n'existe pas pour les domestiques attachés à la culture, sauf au Havre, Montivilliers, Goderville, Criquetot, Elbeuf, Darnétal, Maromme, Boos, Grand-Couronne, Saint-Saëns, Gournay, Argueil, Aumale, Forges, Blangy,

Londinières, Envermeu et Eu, mais il n'est pas général dans ces cantons.

Une fois l'engagement formé le maître et le domestique sont liés l'un envers l'autre, que l'on ait donné ou non des arrhes ; cependant à Montivilliers, Goderville, Bacqueville, Grand-Couronne, Elbeuf, Blangy, Neufchâtel et Gournay, on ne considère pas les parties comme liées avant l'entrée au service, qu'il y ait ou non des arrhes donnés ; elles peuvent se délier en s'avertissant, soit dans les vingt-quatre heures qui suivent, soit quinze jours avant celui fixé pour l'entrée en service. A Gournay, ce délai est de huit jours, et à Goderville il n'est pas déterminé.

Si le maître rompt l'engagement le domestique conserve les arrhes ou denier à Dieu ; si, au contraire, c'est le domestique celui-ci doit les rendre.

Le seul fait de l'entrée au service assure au domestique la propriété des arrhes. A Darnétal, il ne sont remis qu'après l'entrée en service et doivent être restitués lorsque le domestique ne reste que peu de temps à la ferme. A Yvetot, ils ne sont acquis qu'après trois mois de service.

ART. 225.

L'engagement des domestiques attachés à la culture se fait partout pour une année.

Dans les cantons de Neufchâtel, Forges, Saint-Saëns, Aumale, Blangy, Londinières, Eu et Envermeu, bien que généralement l'engagement ait lieu pour une année, il se fait aussi pour une portion d'année, d'après une division particulière à ces cantons. On divise l'année en deux portions inégales, du 6 juillet au 11 novembre (Saint-Martin d'été), et du 11 novembre au 6 juillet (Saint-Martin d'hiver), ces divisions portent le nom de *sertes*. Bien que la durée de chacune de ces périodes ou sertes soit loin d'être égale, le payement est le même pour chacune, le travail d'hiver étant considéré comme inférieur à celui d'été.

ART. 226.

L'époque d'entrée en service des domestiques attachés à la culture est le 24 juin, sauf dans les cantons suivants :

A Fécamp, Criquetot, Goderville, Montivilliers et Saint-Romain, l'entrée a lieu à Saint-Michel.

Elbeuf, Bolbec, Lillebonne, Valmont et Ourville admettent Saint-Michel et Saint-Jean ; et Caudebec, Pâques, Saint-Jean, Saint-Michel et Noël indistinctement.

Le Havre fixe Saint-Jean pour les hommes, et le 1er novembre pour les femmes.

Neufchâtel, Saint-Saëns, Londinières, Aumale, Forges, Blangy et Envermeu fixent deux époques, le 6 juillet et le 11 novembre. En outre Forges admet celle de Saint-Jean.

Et Eu indique le 24 juillet, sauf pour les bergers qui doivent entrer le 24 juin.

ART. 227.

Les gages sont partout fixés à tant par an, et se paient par trimestres à partir du jour de l'entrée en service. Par exception, ils sont payés à tant par serte dans les cantons où celles-ci sont en usage, et aussi par trimestres (1).

---

(1) Un certain nombre de cantons signalent comme un usage les gratifications souvent accordées aux charretiers et aux servantes lors de la vente des chevaux et vaches. Dans les autres, on indique qu'il faut une convention pour que ces gratifications puissent être réclamées. Les habitudes à cet égard ne peuvent constituer un usage dans le sens légal du mot, car ce serait régler, au moins en partie, les gages des domestiques, ce que la loi n'a pas voulu permettre.

Il en est de même des gratifications au berger lors de la vente des moutons et des agneaux, comme de la faculté qui lui est souvent donnée de joindre des moutons au troupeau du maître. Ces faveurs doivent faire l'objet d'une stipu-

ART. 228.

L'engagement entre le maître et le domestique attaché à la culture doit être continué pendant tout le temps pour lequel il a été contracté, à moins que la rupture ne soit occasionnée par des motifs graves.

Les cantons suivants admettent que, de part et d'autre, l'engagement peut être rompu après un avertissement qui est de quinze jours à Dieppe, Offranville, Bacqueville et Longueville, et d'un mois à Darnétal, Pavilly, Duclair, Bolbec, Fauville, Valmont, Cany et Fontaine. A Saint-Valery, il peut également être rompu pour les 24 mars, 24 septembre et 24 décembre, moyennant un avertissement donné aussi un mois d'avance.

Clères, Pavilly, et Saint-Valery partagent l'année par trimestres; à la fin de chaque trimestre, l'engagement peut être rompu par le maître comme par le domestique, en se prévenant réciproquement, savoir : A Clères, quinze jours d'avance; à Pavilly et Saint-Valery, un mois aussi par avance.

Dieppe et Darnetal admettent que l'un et l'autre peuvent se séparer à toute époque, après un avertissement qui est de huit jours à Dieppe, et d'un mois à Darnétal.

---

lation, car les gages en argent augmentent plus ou moins suivant l'importance de ces gratifications. Admettre ces gratifications à titre d'usage ce serait donner au berger le droit de les réclamer sans stipulation, même lorsque les gages seraient élevés au-dessus de la moyenne, et ce qui est plus grave, le droit de les exiger contre l'affirmation du maître qui soutiendrait ne pas les avoir promises, ou même les avoir exclues.

Il doit encore en être de même de la nourriture du berger et de ses chiens, de la quantité de pain qu'on doit lui fournir pour lui et pour eux. Il est impossible que ce ne soit pas l'objet d'une stipulation lors de l'entrée en service.

Ces gratifications lorsqu'elles sont accordées sont généralement de 5 fr. par cheval au-dessus de 300 fr., 3 fr. pour ceux de 300 fr. et au-dessous, de 1 fr. à 2 fr. pour une vache, 1 fr. pour un veau gras, 50 centimes pour un petit veau ou un porc, et 25 centimes par mouton.

Grand-Couronne admet le même usage, sauf pour les charretiers qui ne peuvent se retirer pendant la saison des labours.

Les domestiques ne peuvent se dégager qu'à la fin de chaque serte, dans les cantons où cette division de l'année est en usage.

ART. 229.

Il n'y a pas de congé réciproque à donner lorsque le maître et le domestique veulent se séparer à la fin de l'année ou du terme pour lequel l'engagement a été contracté, sauf toutefois à Blangy où il doit être donné quelque temps auparavant, et à Goderville six semaines à l'avance.

Lorsque le service a duré plusieurs années, l'engagement doit être renouvelé quinze jours avant son expiration à Londinières, un mois à Elbeuf, et trois mois auparavant à Cany, Fécamp et Saint-Romain.

ART. 230.

La sortie de service a lieu généralement le soir de la veille du terme ou dans la matinée du terme même. •

L'entrée en service a lieu le jour du terme vers midi.

L'entrée et la sortie ont lieu au même moment à midi, le jour du terme, à Clères, Goderville, Ourville et Eu.

ART. 231.

Les enfants qu'on prend en service comme gardiens de vaches se louent généralement au mois ou pour une saison.

A Forges, leur service commence et finit avec le temps du pâturage.

A Goderville, ils entrent ordinairement à Saint-Michel et partent la veille des Rois (5 janvier).

A Saint-Valery, dans les grandes fermes, ils sont loués à l'année, et dans les petites pour un temps déterminé.

Ils peuvent être congédiés sans avertissement préalable à Eu, et après un congé de huit jours à Duclair.

§ III. — Moissonneurs.

ART. 232.

Il est d'usage de louer des ouvriers spéciaux pour l'exploitation de la récolte ; on les désigne sous le nom de moissonneurs, valets d'août ou gens d'août. A Duclair, on y comprend les faucheurs, botteleurs et cueilleurs de fruits.

L'engagement se contracte généralement par un entrepreneur dans le courant du mois qui précède le commencement de la récolte, et sa durée est limitée par les opérations de cette récolte, y compris la rentrée à la ferme et l'engrangement.

Dans les arrondissements du Havre et d'Yvetot, il se fait à toute époque, mais notamment vers Pâques, et à Offranville, Longueville et Tôtes en janvier et février.

ART. 233.

L'engagement a lieu souvent à forfait pour toute la récolte, ou à tant l'hectare. Nombre d'ouvriers se louent à la semaine, au mois ou à la journée.

A Doudeville et Yerville les moissonneurs sont engagés à la pistole, c'est-à-dire à forfait pour cinq semaines. Si l'août se prolonge au-delà, ils doivent néanmoins rester jusqu'à la terminaison de leurs travaux ; ils reçoivent en plus ordinairement 1 fr. 50 par jour.

A Offranville et Longueville ils sont loués pour six semaines. Si le travail n'est pas achevé dans ce délai, l'entrepreneur les paye de son argent.

ART. 234.

Les moissonneurs sont payés en argent, cependant dans un certain nombre de cantons ils ont pour salaire l'abandon d'une partie

8

de la récolte (1). En outre, ils sont logés dans la ferme et reçoivent gratuitement la boisson (2).

§ IV. — Journaliers et Ouvriers.

ART. 235.

Le travail effectif journalier des ouvriers de toute profession est de dix heures en été, du 1er avril au 1er novembre (sauf dans les villes où il est arrêté par des règlements particuliers). Il commence à six heures du matin et finit de sept heures à sept heures et demie du soir.

Il est de neuf heures en hiver, du 1er novembre au 1er avril. La journée commence à sept heures du matin et finit de cinq à sept heures du soir, selon le jour.

Le temps employé pour se rendre au travail n'est pas compris dans les heures ci-dessus, ni celui des repas.

Les ouvriers travaillant à la campagne, nourris ou non, ont la boisson chez la personne qui exploite la ferme où ils sont employés, sauf toutefois les exceptions résultant de l'article 92 ci-dessus (3).

---

(1) Le payement par l'abandon d'une partie de la récolte, appelé aussi *payement à la gerbe*, devient moins en usage, et tend à disparaître à cause des difficultés qu'il présente et des procès qu'il engendre entre propriétaires et fermiers ; il devrait même être défendu. On accorde au moissonneur, savoir : à Darnétal, la 17e gerbe ou 6 %; à Saint-Saëns, la 13e ou 8 %; à Envermeu, la 11e ou la 14e; à Londinières, la 13e gerbe de grains ou la 15e botte de fourrage. Dans d'autres cantons on leur donne une certaine quantité de blé.

(2) Dans certains cantons, on a cherché à déterminer la quantité de boisson, mais cette application est devenue en quelque sorte impossible les ouvriers la dépassant presque toujours. Quand elle est fixée elle est de 200 litres par homme.

(3) L'article 235 ne concerne pas les ouvriers employés dans les filatures, tissages, fabriques de produits chimiques et autres. Ceux-ci sont soumis à des règlements particuliers à ces établissements.

ART. 236.

Les batteurs en grange sont payés à tant du cent, du mille ou de la gerbe, et les marneurs à tant de l'hectolitre ou du mètre cube.

Partout on leur fournit la boisson, sauf à Longueville, où elle est conventionnelle. Dans quelques cantons on leur donne la soupe.

Le percement du trou par les marneurs fait ordinairement l'objet d'un marché particulier à forfait, ou à tant du mètre de profondeur.

FIN.

APPENDICE.

Articles du Code civil se référant
aux usages locaux.

Articles des usages
locaux correspon-
dants.

Art. 524. — Les objets que le propriétaire d'un Voir l'article 71.
fonds y a placés pour le service et l'ex-
ploitation de ce fonds sont immeubles par
destination. — Ainsi sont immeubles par
destination, quand ils ont été placés par
le propriétaire pour le service et l'exploitation du fonds, les animaux attachés à la
culture..... les pailles et engrais.

Art. 555. — Lorsque les plantations, constructions — art. 4.
et ouvrages ont été faits par un tiers et
avec ses matériaux, le propriétaire du fonds
a droit de les retenir ou d'obliger ce tiers
à les enlever. — Si le propriétaire du
fonds demande la suppression des plantations et constructions, elle est aux frais de
celui qui les a faites, sans aucune indemnité pour lui; il peut même être condamné
à des dommages et intérêts, s'il y a lieu,
pour le préjudice que peut avoir éprouvé
le propriétaire du fonds. — Si le propriétaire préfère conserver ces plantations et

constructions, il doit le remboursement
de la valeur des matériaux et du prix
de la main-d'œuvre, sans égard à la plus
ou moins grande augmentation de valeur
qur le fonds a pu recevoir.

Art. 590. — Si l'usufruit comprend des bois taillis,   Voir l'art. 152.
l'usufruitier est tenu d'observer l'ordre et
la quotité des coupes, conformément à
l'aménagement ou à l'usage constant des
propriétaires, sans indemnité toutefois en
faveur de l'usufruitier ou de ses héritiers,
pour les coupes ordinaires, soit de taillis,
soit de baliveaux, soit de futaie, qu'il n'aurait pas faites pendant sa jouissance.—Les
arbres qu'on peut tirer d'une pépinière
sans la dégrader ne font aussi partie de
l'usufruit, qu'à la charge par l'usufruitier
de se conformer aux usages des lieux pour
le remplacement.

Art. 663. — Chacun peut contraindre son voisin,   — art. 186.
dans les villes et faubourgs, à contribuer
aux constructions et réparations de la
clôture faisant séparation de leurs maisons,
cours et jardins assis ès-dites villes et faubourgs; la hauteur de la clôture sera fixée
suivant les règlements particuliers ou les
usages constants et reconnus, et à défaut
d'usages et de réglements, tout mur de séparation entre voisin qui sera construit ou
rétabli à l'avenir, doit avoir au moins trente-

deux décimètres (dix pieds) de hauteur,
compris le chaperon, dans les villes de
cinquante mille âmes et au-dessus, et
vingt-six décimètres (huit pieds) dans
les autres.

————————

Art. 671. — Il n'est permis de planter des arbres de   Voir l'art. 167.
haute tige qu'à la distance prescrite par les
réglements particuliers actuellement exis-
tants, ou par les usages constants et reconnus, et, à défaut de réglements et usages,
qu'à la distance de deux mètres de la ligne
séparative des deux héritages pour les
arbres de haute tige, et à la distance d'un
demi-mètre pour les autres arbres et haies
vives.

————————

Art. 674. — Celui qui fait creuser un puits ou une   — art. 189.
fosse d'aisance près d'un mur mitoyen
ou non, celui qui veut y construire cheminée ou âtre, forge, four ou fourneau, y
adosser une étable, ou établir contre ce
mur un magasin de sel ou amas de matières
corrosives, est obligé à laisser la distance
prescrite par les mêmes réglements et
usages particuliers sur ces objets, où à faire
les ouvrages prescrits par les mêmes
règlements et usages, pour éviter de nuire
au voisin.

————————

Ar. 1736. — Si le bail a été fait sans écrit, l'une   — art. 9 à 17, 36
des parties ne pourra donner congé à   42, 49, 147.
l'autre qu'en observant les délais fixés par
l'usage des lieux.

Art. 1753. — Le sous-locataire n'est tenu envers le propriétaire que jusqu'à concurrence du prix de sa sous-location dont il peut-être débiteur au moment de la saisie, et sans qu'il puisse opposer des payements faits par anticipation.

Les payements faits par le sous-locataire, soit en vertu d'une stipulation portée en son bail, soit en conséquence de l'usage des lieux, ne sont pas réputés faits par anticipation.

Voir l'art. 16.

Art. 1754. — Les réparations locatives ou de menu entretien dont le locataire est tenu, s'il n'y a clause contraire, sont celles désignées comme telles par l'usage des lieux et, entre autres, les réparations à faire aux âtres, contre-cœurs, chambranles et tablettes des cheminées; au recrépiment du bas des murailles des appartements et autres lieux d'habitation, à la hauteur d'un mètre; aux pavés et carreaux des chambres, lorsqu'il y en a seulement quelques-uns de cassés; aux vitres, à moins qu'elles ne soient cassées par la grêle ou autres accidents extraordinaires et de force majeure, dont le locataire ne peut-être tenu; aux portes, croisées, planches de cloison ou de fermeture de boutiques, gonds, targettes et serrures.

— art. 18 à 20.
31 à 35.
79 à 94.

Art. 1757. — Le bail des meubles fournis pour gar-
nir une maison entière, un corps de logis
entier, une boutique ou tous autres appartements, est censé fait pour la durée ordinaire
des baux de maisons, corps de logis, boutiques ou autres appartements, selon l'usage
des lieux.

Voir les art. 1 à 4.

Art. 1758. — Le bail d'un appartement meublé est
censé fait à l'année quand il a été fait à
tant par an ; au mois, quand il a été fait
à tant par mois ; au jour, quand il a été
fait à tant par jour. — Si rien ne constate
que le bail soit fait à tant par an, par mois
ou par jour, la location est censée faite suivant l'usage des lieux.

— art. 5.

Art. 1759. — Si le locataire d'une maison ou d'un
appartement continue sa jouissance après
l'expiration du bail par écrit, sans opposi-
tion de la part du bailleur, il sera censé
les occuper aux mêmes conditions pour le
terme fixé par l'usage des lieux et ne
pourra plus en sortir ni en être expulsé
qu'après un congé donné suivant le délai
fixé par l'usage des lieux.

— art. 9 à 17, 36,
43, 49, 147.

Art. 1774. — Le bail sans écrit d'un fonds rural est
censé fait pour le temps qui est nécessaire
afin que le preneur recueille tous les fruits

— art. 44.

de l'héritage affermé. Ainsi le bail à ferme d'un pré, d'une vigne et de tout autre fonds dont les fruits se recueillent en entier dans le cours de l'année, est censé fait pour un an. Le bail des terres labourables, lorsqu'elles se divisent par soles ou saisons, est censé fait pour autant d'années qu'il y a de soles.

Art. 1777. — Le fermier sortant doit laisser à celui qui lui succède dans la culture les logements convenables et autres facilités pour les travaux de l'année suivante ; et réciproquement, le fermier entrant doit procurer à celui qui sort les logements convenables et autres facilités pour la consommation des fourrages et pour les récoltes restant à faire. Dans l'un et l'autre cas, on doit se conformer à l'usage des lieux.

Voir les art. 95 à 114.

Art. 1778. — Le fermier sortant doit aussi laisser les pailles et engrais de l'année, s'il les a reçus lors de son entrée en jouissance ; et quand même il ne les aurait pas reçus, le propriétaire pourra les retenir suivant l'estimation.

— art. 72.

---

§ II

Arrêté du Parlement de Normandie en date du 20 Juillet 1741.

Défense à toutes personnes qui sont en état de travailler à la récolte de glaner dans les champs, sous quelque prétexte que ce puisse être, à peine de prison. Permis aux seuls infirmes, vieillards et enfants de glaner, ce qu'ils ne pourront faire toutefois qu'en plein jour et après que les gerbes auront été enlevées, à peine d'être poursuivis et punis comme voleurs. Défense aux propriétaires, fermiers et laboureurs de glaner ou de faire glaner par leurs préposés, dans leurs champs, après qu'ils en auront enlevé les gerbes; et à tous bergers, porchers, vachers et autres de mener leurs bestiaux dans les terres moissonnées plutôt que vingt-quatre heures après que les gerbes auront été enlevées, à peine de 20 liv. d'amende contre chacun des contrevenants, applicables aux pauvres de la paroisse.

Arrêté du Parlement de Normandie en date du 21 Juillet 1749 (Extrait de l').

Ordonné que toute personne se prétendant dans la nécessité de glaner, et hors d'état de travailler, sera tenue de se munir d'un certificat du curé de la paroisse (actuellement le maire) qui atteste sa nécessité et son infirmité. Enjoint aux officiers de maréchaussée de faire marcher souvent pendant la récolte leurs cavaliers dans les différents lieux de leur département et d'arrêter comme fainéants tous glaneurs et glaneuses qui ne seront pas munis desdits certificats.

Arrêt de règlement du Parlement de Normandie du 17 août 1761.

ART. 1er.

Le long des chemins vicinaux et des chemins de traverse, on ne pourra planter dans les terres non closes aucun arbre qu'à 10 pieds de distance du bord desdits chemins.

ART. 2.

A l'égard des arbres qui se trouveront actuellement plantés plus près de 10 pieds du bord desdits chemins, les propriétaires desdits arbres ou les détenteurs des fonds seront tenus de couper incessamment la partie des branches qui s'étendra sur ledit chemin et l'embarrassera.

ART. 3.

Les haies étant sur le bord des chemins seront tondues et réduites sur les souches ou vestiges de l'ancien alignement, et ce qui excédera l'ancien alignement sera arraché.

ART. 4.

Les arbres qui pencheront sur lesdits chemins de façon à les embarrasser seront abattus aux frais des propriétaires, et faute par eux d'y satisfaire, ainsi qu'au contenu aux deux articles précédents, dans le temps de 3 mois du jour de la publication du présent arrêt qui sera faite dans le bailliage où l'héritage sera situé ; enjoint au substitut du procureur général de faire exécuter lesdits articles 2, 3 et 4 aux frais des propriétaires.

ART. 5.

Nul ne pourra planter aucuns poiriers ou pommiers qu'à 7 pieds de distance du fonds voisin ; et, en cas que les branches s'étendent sur le terrain voisin, le propriétaire desdits arbres sera contraint en outre d'en couper l'extrémité des branches autant qu'elles s'étendront sur le terrain voisin.

ART. 6.

Les arbres de haute futaie ne pourront être plantés à pied dans les terres non closes qu'à 7 pieds de distance du fonds voisin, lequel pourra pareillement contraindre le propriétaire desdits arbres de les élaguer ou ébrancher jusqu'à la hauteur de 15 pieds ; et, en outre, de faire couper la partie des branches qui s'étendrait sur son terrain.

ART. 7.

A l'égard des arbres aquatiques, lesquels seront plantés au bord des ruisseaux ou rivières, il en sera usé comme par le passé.

ART. 8.

Si le terrain voisin était occupé par un vignoble, les poiriers ou pommiers ne pourront être plantés plus près de 12 pieds du vignoble, et les arbres de haute futaie plus près de 24 pieds.

ART. 9.

Le jonc-marin sera planté à 3 pieds du fonds voisin, et le bois taillis à 7 pieds lorsqu'il n'y aura pas de fossé de séparation, et à 5 pieds lorsqu'il y aura un fossé ; sera néanmoins permis de planter un bois taillis jusqu'à l'extrémité de son terrain, proche le bois taillis voisin.

ART. 10.

Les haies à pied pourront être plantées à 1 pied 1/2 du voisin et seront tondues au moins tous les 6 ans du côté de ce voisin, et seront réduites alors à la hauteur de 5 à 6 pieds au plus, sans qu'il soit permis, dans lesdites haies plantées à pied, de laisser échapper aucuns baliveaux ou grands arbres ; parce que néanmoins à l'égard des arbres dans les haies, lesquelles font la séparation des herbages et masures sans être le long des terres labourables du voisin, il en sera usé comme par le passé.

ART. 11.

Les propriétaires d'héritages qui sont actuellement clos de haies vives ou de fossés seront tenus d'entretenir lesdites clôtures, si mieux ils n'aiment détruire entièrement la clôture le long de l'héritage voisin, ce qu'ils auront la liberté de faire s'il n'y a titre au contraire ; et néanmoins ceux qui voudront détruire leur clôture ne pourront le faire que depuis la Toussaint jusqu'à Noël, après avoir averti le voisin 3 mois auparavant ; et, jusqu'au temps de la destruction de la clôture, ils seront obligés de l'entretenir.

ART. 12.

Les distances ci-dessus marquées ne seront observées que pour les plantations qui se feront à l'avenir, parce qu'il sera permis à tout voisin de contraindre le propriétaire des arbres ou haies plantés d'ancienneté à moindre distance de les faire élaguer, si besoin est, de la manière prescrite aux articles ci-dessus ; et les arbres ci-devant plantés ne pourront être remplacés que conformément au présent règlement, aux exceptions néanmoins marquées dans les articles précédents.

ART. 13.

Celui qui fera construire un fossé sur son fonds sera tenu de laisser, du côté du terrain voisin et au-delà du creux dudit fossé, 1 pied 1/2 de réparation ; et si la terre voisine est en labour, il sera tenu de laisser au moins 2 pieds de réparation au-delà du creux. Ordonné, en outre, que tout fossé sera fait en talus du côté du voisin.

ART. 14.

Ne pourront être plantés sur les fossés d'arbres de haute futaie qu'à 7 pieds de distance du fonds voisin, à l'exception des fossés étant entre les herbages et masures ou terres vagues, pour lesquelles il en sera usé comme par le passé; et à l'égard des anciens fossés actuellement plantés de grands arbres, ils pourront être réparés et replantés dans les distances où étaient les arbres abattus, sauf au voisin à contraindre de les élaguer en tant que les branches pourraient s'étendre sur son terrain.

---

§ III

Extrait du règlement préfectoral sur les chemins vicinaux, en date du 17 juillet 1872.

ART. 172.

Nul ne pourra, sans y être préalablement autorisé, faire aucun ouvrage de nature à intéresser la conservation de la voie publique ou la facilité de la circulation sur le sol ou le long des chemins vicinaux et spécialement :

1° Faire sur ces chemins ou leurs dépendances aucune tranchée, ouverture, dépôt de pierres, terres, fumiers, décombres ou autres matières ;

2° Y enlever du gazon, du gravier, du sable, de la terre ou autres matériaux ;

3° Y étendre aucune espèce de produits ou matières ;

4° Y déverser des eaux quelconques, de manière à y causer des dégradations ;

5° Établir sur les fossés des barrages, écluses, passages permanents ou temporaires;

6° Construire, reconstruire ou réparer aucun bâtiment, mur ou clôture quelconque à la limite des chemins;

7° Ouvrir des fossés, planter des arbres, bois taillis ou haies le long desdits chemins;

8° Établir des puits ou citernes à moins de 5 mètres des limites de la voie publique.

Toute demande à fin d'autorisation des dits ouvrages ou travaux devra être présentée sur papier timbré.

ART. 184.

Aucune plantation d'arbre ne pourra être effectuée le long et joignant les chemins vicinaux qu'en observant les distances ci-après, qui seront calculées à partir de la limite extérieure, soit des chemins, soit des fossés, soit des talus qui les borderaient :

Pour les arbres fruitiers, 2 mètres;

Pour les arbres forestiers, 1 mètre;

Pour les bois taillis, 50 centimètres;

La distance des arbres entre eux ne pourra être inférieure à 5 mètres.

ART. 185.

Les plantations faites antérieurement à la publication du présent règlement, à des distances moindres que celles ci-dessus pourront être conservées, mais elles ne pourront être renouvelées qu'à la charge d'observer les distances prescrites par l'article précédent.

ART. 189.

Les haies vives ne pourront être plantées à moins de 50 centimètres de la limite extérieure des chemins.

ART. 190.

La hauteur des haies ne devra jamais excéder 2 mètres, sauf les exceptions exigées par des circonstances particulières et pour lesquelles il sera donné des autorisations spéciales.

ART. 191.

Les haies plantées antérieurement à la publication du présent règlement à des distances moindres que celles prescrites par l'article 189 pourront être conservées, mais elles ne pourront être renouvelées qu'à la charge d'observer cette distance.

ART. 192.

Les arbres, les branches, les haies et les racines qui avanceraient sur le sol des chemins vicinaux seront coupés à l'aplomb des limites de ces chemins, à la diligence des propriétaires ou des fermiers.

ART. 193.

Si le propriétaire ou fermier négligeait ou refusait de se conformer aux prescriptions qui précèdent, il en serait dressé procès-verbal pour être statué par l'autorité compétente.

ART. 194.

Les propriétaires riverains ne pourront ouvrir de fossés le long d'un chemin vicinal à moins de 50 centimètres de la limite du chemin. Ces fossés devront avoir un talus de 1 mètre de base au moins pour 1 mètre de hauteur.

9

ART. 195.

Tout propriétaire qui aura fait ouvrir des fossés sur son terrain, le long d'un chemin vicinal, devra entretenir ces fossés de manière à empêcher que les eaux nuisent à la viabilité du chemin.

ART. 196.

Si les fossés ouverts par des particuliers sur leur terrain, le long d'un chemin vicinal, avaient une' profondeur telle qu'elle pût présenter des dangers pour la circulation, les propriétaires seront tenus de prendre les dispositions qui leur seront prescrites pour assurer la sécurité du passage : injonction leur sera faite, à cet effet, par arrêté du Maire ou du Préfet, selon le cas.

ART. 201.

Il est défendu d'une manière absolue :

1° De laisser stationner, sans nécessité, sur les chemins vicinaux et leurs dépendances aucune voiture, machine ou instrument aratoire, ni aucun troupeau, bête de somme ou de trait ;

2° De mutiler les arbres qui y sont plantés, de dégrader les bornes, poteaux et tableaux indicateurs, parapets des ponts et autres ouvrages ;

3° De les dépaver ;

4° D'enlever les pierres, les fers, bois et autres matériaux destinés aux travaux ou déjà mis en œuvre ;

5° D'y jeter des pierres ou autres matières provenant des terrains voisins ;

6° De les parcourir avec des instruments aratoires, sans avoir pris les précautions nécessaires pour éviter toute dégradation ;

7° De détériorer les berges, talus, fossés ou les marques indicatives de leur largeur ;

8° De labourer ou cultiver leur sol ;

9° D'y faire ou d'y laisser paître aucune espèce d'animaux ;

10° De mettre rouir le chanvre dans les fossés ;

11° D'y faire aucune anticipation ou usurpation, ni aucun ouvrage qui puisse apporter un empêchement au libre écoulement des eaux ;

12° D'établir aucune excavation ou construction sous la voie publique ou ses dépendances.

ART. 204.

Les propriétés riveraines situées en contre-bas des chemins vicinaux sont assujetties, aux termes de l'article 640 du Code civil, à recevoir les eaux qui découlent naturellement de ces chemins.

Les propriétaires de ces terrains ne pourront faire aucune œuvre qui tende à empêcher le libre écoulement des eaux qu'ils seront tenus de recevoir et à les faire séjourner dans les fossés ou refluer sur le sol du chemin.

ART. 206.

Il est interdit de pratiquer, dans le voisinage des chemins vicinaux, des excavations de quelque nature que ce soit, si ce n'est aux distances ci-après déterminées, à partir de la limite desdits chemins, savoir :

Pour les carrières et galeries souterraines, 15 mètres ;

Les carrières à ciel ouvert, 5 mètres ;

Les mares publiques ou particulières, 3 mètres.

Les propriétaires de toutes excavations pourront être tenus de les couvrir ou de les entourer de clôtures propres à prévenir tout danger pour les voyageurs.

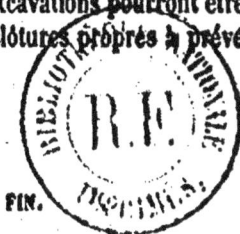

FIN.

TABLE DES MATIÈRES.

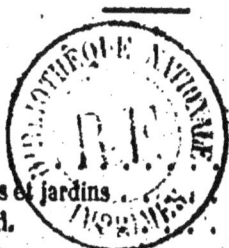

ROUEN. — IMP. LÉON DESHAYS, RUE SAINT-NICOLAS, 28 et 30.

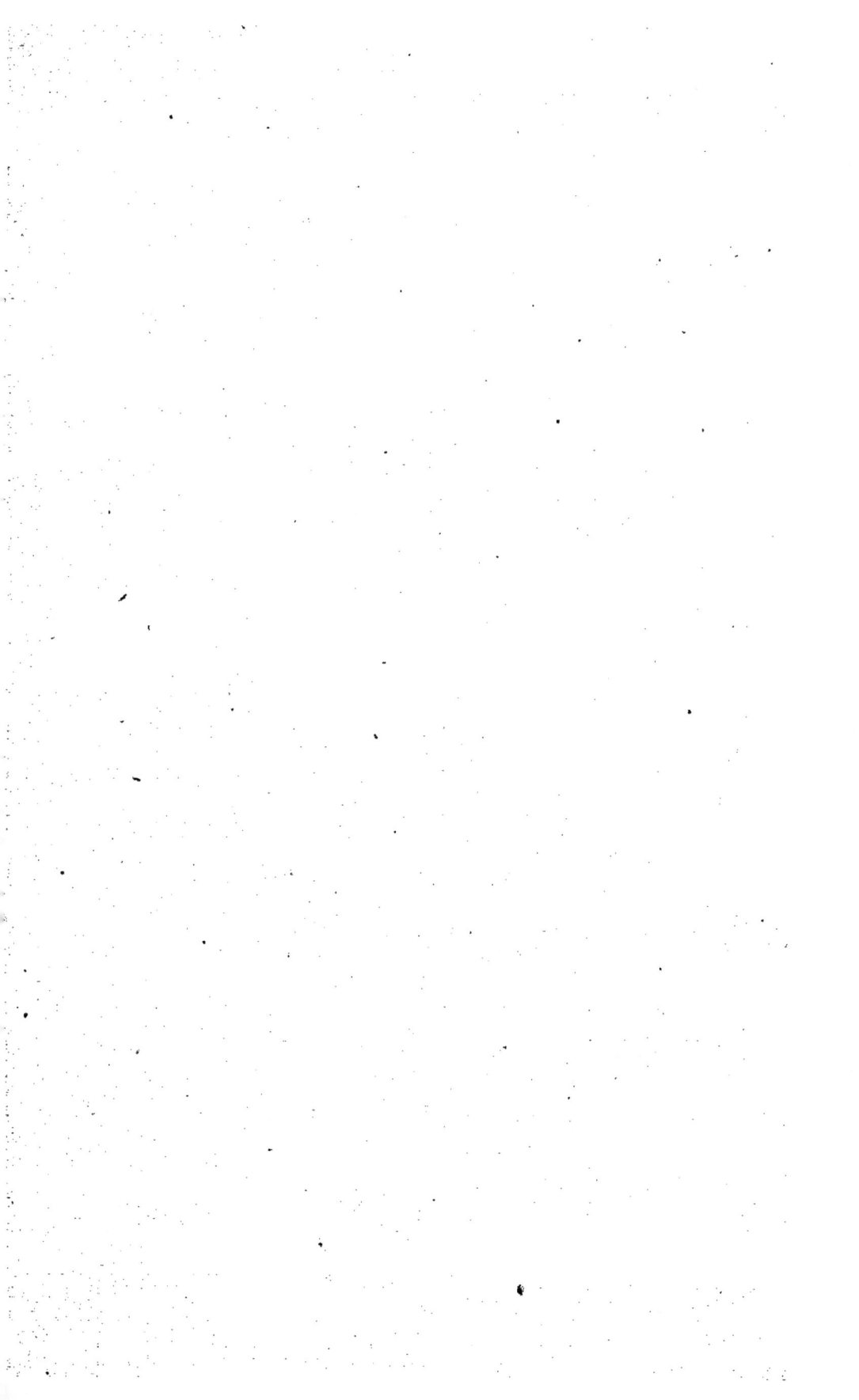

Le Bègue. Traité des réparations (lois du bâtiment). 1 vol. grand
in-8. . . . . 5 fr.

Des Cilleuls. Traité de la législation et de l'administration
de la voirie urbaine. 1 vol. grand in-8. 10

Chéry. Pratique de la résistance des matériaux dans les
constructions. In-8 et atlas de 50 pl. 10

Gonin. Manuel pratique de construction. 1 vol. grand in-8
et atlas de 38 pl. in-fol. 18

Nicole. Architecture pratique. De l'emploi des briques ordinaires dans la construction et la décoration des édifices pu-
blics et privés. Grand in-4, avec 30 pl. en couleur. . . . 30

Choisy. L'art de bâtir chez les Romains. 1 vol. in-fol., avec
27 pl. gravées. 60

Dupont-Auberville. L'ornement des tissus, depuis les
temps les plus anciens jusqu'à nos jours. — Recueil historique et pratique. — Art ancien. — Moyen âge. — Re-
naissance. — XVIIᵉ et XVIIIᵉ siècles. 1 vol. in-fol., avec 100 pl.
en couleurs, or et argent, et texte explicatif pour chaque
planche, en feuille dans un carton. 150

LE CIDRE

Traité rédigé d'après les documents recueillis de 1864 à 1872 par le Congrès
pour l'étude des Fruits à cidre

Par L. de BOUTTEVILLE et A. HAUCHECORNE

1 vol. in-12, avec fig. — Prix. . . . . 3 fr. 50
Le même, grand in-8 avec 12 pl. coloriées, 15 fr.

Rouen.— Imp. Léon DESHAYS, rue Saint-Nicolas, 20.